インプラント ファーストステップ のための Q&A 135

~インプラント治療成功へのフォロー~

塩田 真／藤森達也：著

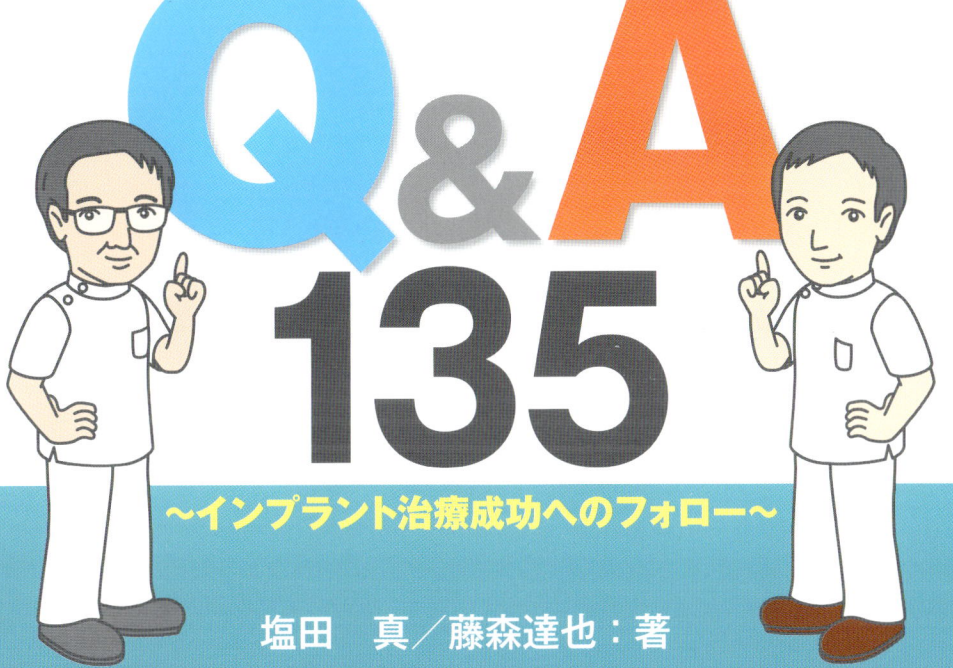

クインテッセンス出版株式会社　2011

Tokyo, Berlin, Chicago, London, Paris, Barcelona, Istanbul, Milano, São Paulo, Moscow, Prague, Warsaw, New Delhi, Beijing, and Bukarest

著者略歴

塩田　真（しおた　まこと）

1980年	東京医科歯科大学歯学部卒業
1984年	東京医科歯科大学大学院修了
1984年	東京医科歯科大学歯学部附属病院第二補綴科医員
1988年	東京医科歯科大学歯学部歯科補綴学第二講座助手
1996年	ジュネーブ大学出張（文部省在外研究員）
1996年	東京医科歯科大学歯学部附属病院インプラント治療部助教授
2000年	東京医科歯科大学大学院医歯学総合研究科口腔機能再構築学系摂食機能回復学講座インプラント学助教授
現在	東京医科歯科大学大学院医歯学総合研究科インプラント・口腔再生医学准教授

主な所属学会など
日本補綴歯科学会会員・代議員、口腔病学会会員・評議員、Academy of Ossointegration 会員、日本口腔インプラント学会会員・専門医・指導医・理事、顎顔面インプラント学会会員・指導医、日本歯周病学会会員、World Congress for Oral Implantology 会員・理事、International Team for Implantology Fellow

藤森達也（ふじもり　たつや）

1998年	東京医科歯科大学歯学部卒業
2004年	東京医科歯科大学大学院修了 歯学博士（インプラント学専攻）
同年	東京医科歯科大学歯学部附属病院インプラント外来医員
2009年	東京医科歯科大学歯学部インプラント口腔再生医学非常勤講師
現在	東京医科歯科大学歯学部附属病院インプラント外来勤務

主な所属学会
日本口腔インプラント学会会員、日本バイオインテグレーション学会・評議員

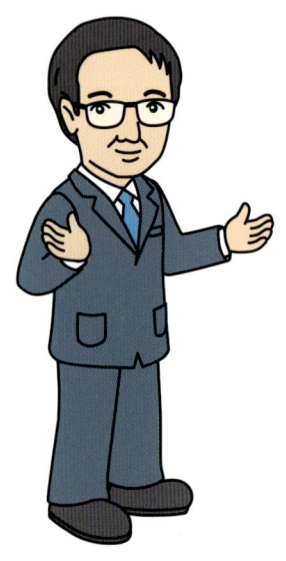

Dr. Shiota

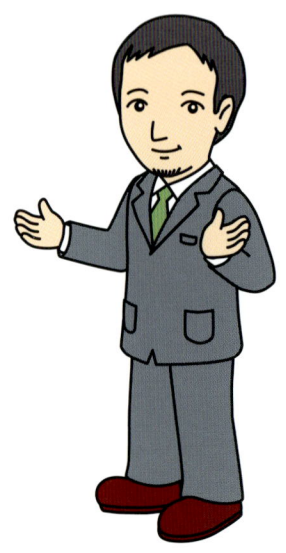

Dr. Fujimori

はじめに

　思考回路を一変させるような事象に巡り会うことはまれでしょう。しかしこの春の東日本における大震災は、多くの人の考え方を根底からくつがえす導因になりました。あるものはより悲観的に、またあるものはより楽観的にあるいは希望をもって未来を展望しました。

　このカタストロフは各々の足元をより冷徹にしかし正しく照らし出し、現況をまざまざと知らしめたわけです。翻って歯科界を鑑みると、インプラント診療は多くの支持を受けているものの、より真摯かつ慎重に取り組む必要性があらためて強調されています。ときに生じるインプラント診療への期待とその成果との間の乖離が、とくにインプラント教育の足元を明確に照らすことを求めているわけです。

　本邦のインプラント教育は企業主導型で進められてきました。しかしそこで行われる教育とインプラント実地の場には大きな隔たりがあり、患者を前にした歯科医師は一艘の小舟に乗って荒海へと繰り出す感がありました。多くの歯科医師がインプラント治療に期待しているいま、基本的な教育を受けた歯科医師が問題なくインプラント治療を実現することが第一に望まれることと考えられます。

　著者らは、これからまさに出帆しようという方々の航海図たるものとして本書を上梓することを考えました。したがって本書はインプラントの第一歩を踏み出したいと考えているいわばインプラントの初心者を対象としています。

　本書は問題点を明確に把握し、また相応の回答が得られるような実践の書とするためにQ&Aのスタイルにしてあります。また3部から構成されておりますが、どこから読み始めても理解できるように努めました。本書によってインプラントの海原に乗り出された方々が、研鑽を積まれさらなる波濤を越えていくことを望む次第です。

　最後になりましたが、本書の上梓にあたり貴重な意見を頂戴した学兄藤井政樹先生には深甚の感謝を表します。

2011年8月
塩田　真
藤森達也

目　次

著者略歴・・・・・・・・・・・・・・・・・・・・・・・・・・・・・・・・2

はじめに・・・・・・・・・・・・・・・・・・・・・・・・・・・・・・・・3

第1部　スムースなインプラントの導入
　　　　　―診断そして埋入―

①どんな症例から始めるか？―やりやすい症例の選択―・・・・・・・・・10

1-1-1．「やりやすい症例」とは？・・・10／1-1-2．「満足が得られやすい症例」とは？・・・10／1-1-3．「満足が得られやすい症例」の具体例は？・・・11／1-1-4．「満足が得られにくい症例」の具体例は？・・・11／1-1-5．初心者にとってやりやすい部位と欠損形態は？・・・12／1-1-6．なぜ上顎小臼歯部中間欠損がやりやすいのですか？・・・13／1-1-7．なぜ下顎遊離端欠損がやりやすいのですか？・・・13／1-1-8．なぜ下顎臼歯部中間欠損がやりやすいのですか？・・・14／1-1-9．初心者が避けるべき部位や処置は？・・・14／1-1-10．インプラント支持オーバーデンチャーはなぜ難易度が高いのですか？・・・15

②何を問診すべきか？―全身状態も診て安全な手術を―・・・・・・・・・16

1-2-1．問診すべき項目は？・・・16／1-2-2．問診票は有効でしょうか？・・・17／1-2-3．とくに問診しておくべき項目はありますか？・・・18／1-2-4．問診時の聞き方のポイントは？・・・18

③口腔内と模型から何を読み取るか？―治療計画の鍵は研究用模型―・・・・・・・19

1-3-1．研究用模型から何を読み取るのですか？・・・19／1-3-2．なぜ研究用模型は重要なのですか？・・・20／1-3-3．各項目のチェックポイントは？　その1・顎堤の高さ、幅・・・21／1-3-4．各項目のチェックポイントは？　その2・対合歯、対合顎堤との対向関係・・・21／1-3-5．各項目のチェックポイントは？　その3・クリアランス・・・22／1-3-6．各項目のチェックポイントは？　その4・近遠心的スペース・・・22／1-3-7．各項目のチェックポイントは？　その5・対合歯の挺出（咬合平面の不正）・・・23／1-3-8．各項目のチェックポイントは？　その6・隣在歯の傾斜・・・23／1-3-9．各項目のチェックポイントは？　その7・小帯の位置異常・・・24／1-3-10．各項目のチェックポイントは？　その8・咬耗・・・24

④見落としがちだが重要な事項は？―欠損部以外にもおこたりなく観察―・・・・・・・・25

1-4-1．口腔内では何を確認すべきでしょうか？・・・25／1-4-2．これらの項目の確認はなぜ必要なのですか？　その1・口腔内清掃状態・・・25／1-4-3．これらの項目の確認はなぜ必要なのですか？　その2・歯周病・・・25／1-4-4．これらの項目の確認はなぜ必要なのですか？　その3・ブラキシズム・・・26／1-4-5．これらの項目の確認はなぜ必要なのですか？　その4・咬合異常、顎関節の異常・・・26

⑤X線写真をどう読み取るか？―正確にして立体的な情報収集―・・・・・・・・・27

1-5-1. パノラマX線写真から何を読み取ったら良いのでしょうか？・・・27／1-5-2. CTは必要なのですか？・・・27／1-5-3. CTに問題はないのですか？・・・28／1-5-4. パノラマX線写真やCTを読影するうえで確認すべき構造は？・・・28／1-5-5. これらの構造の注意点は？　その1・上顎洞・・・29／1-5-6. これらの構造の注意点は？　その2・梨状孔・・・29／1-5-7. これらの構造の注意点は？　その3・切歯管・・・30／1-5-8. これらの構造の注意点は？　その4・大口蓋孔・・・31／1-5-9. これらの構造の注意点は？　その5・下顎管・・・31／1-5-10. これらの構造の注意点は？　その6・オトガイ孔・・・32／1-5-11. これらの構造の注意点は？　その7・オトガイ神経切歯枝・・・33／1-5-12. これらの構造の注意点は？　その8・顎舌骨筋線・・・34

⑥器具は何を揃えるのか？―手の延長としての手術器具―・・・・・・・・・35

1-6-1. 必要な外科処置用器材は？・・・35／1-6-2. 各器材はどのように選ぶのですか？　その1・ミラー・・・35／1-6-3. 各器材はどのように選ぶのですか？　その2・ピンセット・・・36／1-6-4. 各器材はどのように選ぶのですか？　その3・替え刃メスホルダー・・・36／1-6-5. 各器材はどのように選ぶのですか？　その4・骨膜剥離子・・・37／1-6-6. 各器材はどのように選ぶのですか？　その5・持針器・・・37／1-6-7. 各器材はどのように選ぶのですか？　その6・抜糸鋏・・・38／1-6-8. 各器材はどのように選ぶのですか？　その7・針、糸・・・38／1-6-9. 各器材はどのように選ぶのですか？　その8・替え刃メス・・・39／1-6-10. 各器材はどのように選ぶのですか？　その9・サージカルモーター・・・39／1-6-11. ほかに用意しておくと便利な器材はありますか？・・・40／1-6-12. これらの器材は何に使うのですか？　その1・平頭充填器、スプーンエキスカベーター・・・40／1-6-13. これらの器材は何に使うのですか？　その2・ポケット探針・・・41／1-6-14. これらの器材は何に使うのですか？　その3・平行測定器・・・41／1-6-15. これらの器材は何に使うのですか？　その4・ダッペングラス、シャーレ・・・42／1-6-16. これらの器材は何に使うのですか？　その5・破骨鉗子・・・42

⑦滅菌操作はどこまで必要か？―基本にして安心をもたらす操作―・・・・・・・・・43

1-7-1. 機材の滅菌はどのようにしたら良いのでしょうか？・・・43／1-7-2. 滅菌環境をどのようにしてつくったら良いのでしょうか？・・・43／1-7-3. ガウンはどのように着るのですか？・・・44

第2部　満足のいく結果の提供
―補綴そしてメインテナンス―

①何を考えて治療を計画するか？―結果を考慮した治療計画―・・・・・・・・・46

2-1-1. 患者はどういうところに不満をもちますか？・・・46／2-1-2. どうすれば不満が起こらないようになりますか？・・・47／2-1-3. 口腔の変化に対応した長期的な治療計画はどのように立てますか？・・・47

目次

②手術直後の不自由はどうするか？―手術後の暫間補綴物の効用― ・・・49

2-2-1．暫間補綴物は必要ですか？・・・49／2-2-2．暫間補綴物にはどのようなものがありますか？・・・49／2-2-3．現在使用中の義歯を暫間補綴物として使えますか？・・・50／2-2-4．手術後はいつから暫間補綴物として義歯やポンティックを装着できますか？・・・50

③いつから咬ませていいか？―失敗しない補綴時期の選択― ・・・51

2-3-1．補綴作業はいつから始めますか？・・・51／2-3-2．補綴時期としてもっともリスクが高いのはいつ頃ですか？・・・52／2-3-3．なぜ埋入3〜4週間前後がもっともハイリスクなのですか？・・・52／2-3-4．オッセオインテグレーションはどのようにして確認するのですか？・・・53／2-3-5．オッセオインテグレーションが疑われる場合はどうすれば良いのでしょうか？・・・53

④どんなデザインの補綴にするか？―インプラント補綴設計での配慮― ・・・54

2-4-1．複数歯欠損のときには要所にインプラントを埋入してブリッジタイプにするべきでしょうか？ それとも欠損歯数分埋入すべきでしょうか？・・・54／2-4-2．インプラントを複数本埋入した際は、上部構造は連結すべきですか？・・・55／2-4-3．インプラントと天然歯との連結は可能ですか？・・・55／2-4-4．有床可撤性補綴物の利点と適応は何でしょうか？・・・56

⑤どんな補綴を選ぶべきか？―多様性をもったインプラント補綴― ・・・57

2-5-1．有床可撤性補綴物の欠点は何でしょうか？・・・57／2-5-2．固定性補綴物の利点と欠点は何でしょうか？・・・58／2-5-3．セメント固定の利点と欠点は何でしょうか？・・・59／2-5-4．スクリュー固定の利点と欠点は何でしょうか？・・・60／2-5-5．補綴物の素材にはどのようなものがありますか？・・・61／2-5-6．補綴物素材それぞれの特徴は何ですか？・・・61

⑥インプラントの印象はどこが違うか？―術者と技工士をつなぐ重要形態― ・・・63

2-6-1．インプラントの印象にはどういうものがありますか？・・・63／2-6-2．インプラントの印象は天然歯支台の印象とどこが違いますか？・・・63／2-6-3．印象用のパーツにはどのようなものがありますか？・・・64／2-6-4．印象用のトレーにはどのようなものがありますか？・・・64／2-6-5．インプラント用の印象材にはどのようなものが適していますか？・・・65／2-6-6．印象用コーピングを使用するオープントレー法の特徴は何ですか？・・・65／2-6-7．印象キャップを使用するクローズドトレー法の特徴は何ですか？・・・66／2-6-8．天然歯と比べて、インプラントの印象はどこがやさしくて、どこが難しいのでしょうか？・・・66／2-6-9．天然歯と比べて、インプラントの咬合採得はどこがやさしくて、どこが難しいのでしょうか？・・・67

⑦テンポラリークラウンの有用性は？―結果をもたらすコンディショニング― ・・・69

2-7-1．テンポラリークラウンは必要でしょうか？・・・69／2-7-2．即時荷重のテンポラリークラウン作

製法は通常荷重と同じですか？・・・70／2-7-3．どのようにしてジグを使用したテンポラリークラウン作製を行うのですか？・・・70

⑧最終補綴への配慮は？―細やかな技工物への注意―・・・・・・・・・・・・72

2-8-1．アバットメントは、どのように選択したら良いのでしょうか？・・・72／2-8-2．技工所には、何を提出し、どのような指示を出したら良いのでしょうか？・・・73／2-8-3．メタルフレーム試適時に気をつけることは何でしょうか？・・・73／2-8-4．咬合調整はどのように行いますか？・・・74

⑨メインテナンスで心がけることは？―より長きにわたる成果を求めて―・・・・・・・75

2-9-1．インプラント周囲炎を予防するにはどうしたら良いでしょうか？・・・75／2-9-2．インプラント周囲炎の治療方法は？・・・76／2-9-3．インプラント周囲粘膜炎をどうやって早期発見しますか？・・・76／2-9-4．インプラント周囲のプロービングは行っても良いでしょうか？・・・77／2-9-5．定期検診時に適した放射線学的検査は何でしょうか？・・・77／2-9-6．CTは経過観察に使用したほうが良いでしょうか？・・・78

第3部　一歩進めたインプラント治療
―マイナーオーギュメンテーションと審美へのトライ―

①採骨はどうするか？―安全かつ合理的な骨採取―・・・・・・・・・・・・・・80

3-1-1．骨採取はどこから行えますか？・・・80／3-1-2．埋入窩形成時の切削片の利点と欠点は？・・・81／3-1-3．削片骨の細菌汚染はどのように防ぎますか？・・・82／3-1-4．埋入部位近傍の骨表面からの切削片の利点と欠点は？・・・82／3-1-5．上顎結節からの骨採取の利点と欠点は？・・・83／3-1-6．外斜線〜下顎枝からの骨採取の利点と欠点は？・・・84／3-1-7．オトガイ部からの骨採取の利点と欠点は？・・・85／3-1-8．前鼻棘からの骨採取の利点と欠点は？・・・85／3-1-9．下顎隆起からの骨採取の利点と欠点は？・・・86

②自家骨だけで十分か？―負担を低減させる人工骨―・・・・・・・・・・・・・87

3-2-1．人工骨を自家骨と併用するべきですか？・・・87／3-2-2．人工骨のみでも良いですか？・・・87／3-2-3．人工骨は吸収性材料と非吸収性材料のどちらが良いですか？・・・88

③骨移植手術を成功させるにはどうするか？―繊細な移植手技―・・・・・・・・89

3-3-1．骨移植には、移植材料を血液と混ぜるべきですか？・・・89／3-3-2．骨移植時の切開線の設定はどのように配慮すべきですか？・・・89／3-3-3．骨移植時に縫合するうえでの注意点は？・・・90／3-3-4．骨を配置する際に特別な対処が必要ですか？・・・91／3-3-5．骨移植時にメンブレンは使用すべきですか？・・・91／3-3-6．骨移植時にどのような器具を用意すべきですか？・・・93

目次

④上顎臼歯部を適応症例にするには？―サイナスリフトへの誘い― ・・・・・・・・・94

3-4-1.サイナスリフトにはどのようなものがありますか？・・・94／3-4-2.サイナスリフトクレスタルアプローチはどのようなものですか？・・・94

⑤どうすればきれいになるか？―審美症例の埋入の原則― ・・・・・・・・・・・・96

3-5-1.審美ゾーンへのインプラント埋入の注意点は？・・・96／3-5-2.審美ゾーン埋入での垂直的位置は？・・・96／3-5-3.審美ゾーン埋入での頬舌的位置は？・・・97／3-5-4.審美ゾーン埋入での近遠心的位置は？・・・97／3-5-5.審美ゾーン埋入でのインプラントの軸の傾斜は？・・・98／3-5-6.審美ゾーン埋入での骨移植は？・・・98

⑥審美症例での補綴操作は？―精緻な手技のもたらす満足― ・・・・・・・・・・・99

3-6-1.審美ゾーンでのテンポラリークラウンの注意点は？・・・99／3-6-2.審美ゾーンでの印象の注意点は？・・・100／3-6-3.印象用コーピングの改造はどうやるのですか？・・・100／3-6-4.改造印象用コーピングでの印象はどうやるのですか？・・・101／3-6-5.審美領域における失敗のリカバリーは可能ですか？・・・101

索引・・・・・・・・・・・・・・・・・・・・・・・・・・・・・・・・・・・103

装丁：サン美術印刷株式会社
イラスト：飛田　敏／満田　享

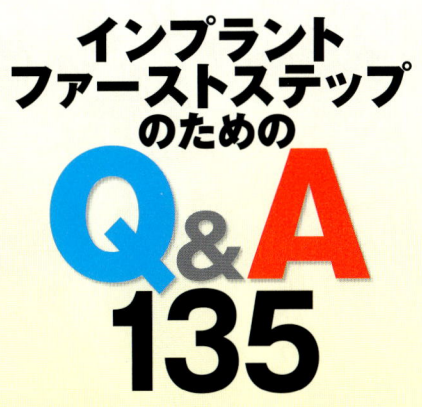

インプラント
ファーストステップのための
Q&A 135

~インプラント治療成功へのフォロー~

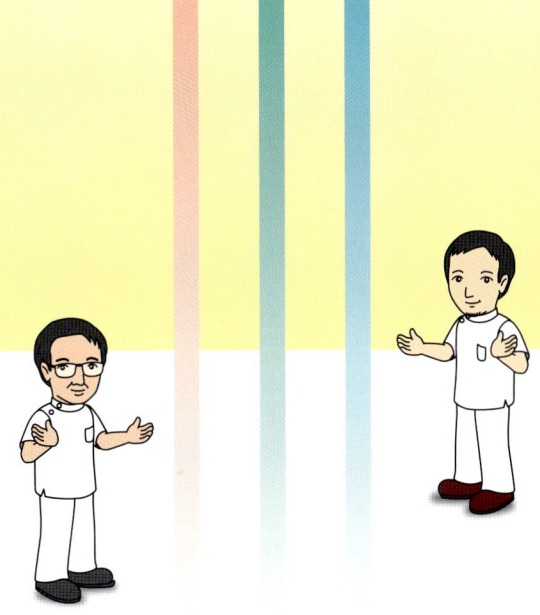

第1部
スムースなインプラントの導入
―診断そして埋入―

第2部
満足のいく結果の提供
―補綴そしてメインテナンス―

第3部
一歩進めたインプラント治療
―マイナーオーギュメンテーションと審美へのトライ―

第1部　スムースなインプラントの導入
―診断そして埋入―

①どんな症例から始めるか？―やりやすい症例の選択―

　インプラントはほとんどの欠損症例に対して成功を収めることのできる有効な治療法です。しかし数多くの症例に取りこぼしなく対応していくためには、取り組みやすい症例から始めて、徐々に難症例へとステップアップしていくことが望ましいでしょう。前回の手術で培われた自信と技術が次回の症例の克服へとつながっていくからです。そこで、初めて行う症例の選択が重要になってきます。ここではどのような症例がインプラントをこれから始めようとする際に適切かを解説します。

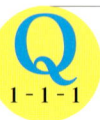
Q 1-1-1　「やりやすい症例」とは？

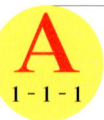
A 1-1-1

　第1に患者の主訴や要求が明確かつ把握しやすく、満足が得られやすい症例が向いています。
　第2に解剖学的な重要構造物、たとえば下歯槽神経や上顎洞などに対する損傷のリスクが少ない部位がやりやすいと言えます。
　第3に手術部位がはっきり直視できるような、術野の視界確保が容易な症例が向いています。
　最後に、補綴が容易で、審美的要求レベルが低い症例がやさしいと言えます。
以上の4点が満たされている症例が、やりやすい症例ということになります。
　このなかで、とくに「満足が得られやすい症例」という項目は重要です。

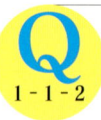
Q 1-1-2　「満足が得られやすい症例」とは？

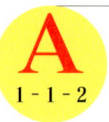
A 1-1-2

　たとえば「奥歯で噛めない」というような主訴が明確かつ具体的な症例ほど、患者の満足を得ることは容易です。また、審美的な主訴と比較して、咀嚼機能の回復に関する主訴のほうが一般的に容易に解決できます。
　逆に主訴が抽象的で多岐にわたり、審美性に対するこだわりが大きい症例は、たとえ歯科医

学的に簡単なケースであっても難症例と捉えたほうが良いと思われます。また、インプラントに対して過剰な期待を抱いている症例も難症例と言えます。

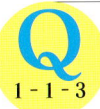
「満足が得られやすい症例」の具体例は？

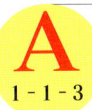
例を挙げると、下顎片側遊離端義歯が安定せず、痛みと異物感に悩まされている症例があります。この場合、「痛み」「異物感」のように、患者の要求がはっきりしているので、その点の解決に集中できます。

また、機能回復が得られれば、患者はさらに大きな満足を得られます。そのうえ、痛みに悩まされるという不快な状態からスタートしていますから、患者はその状態をベースラインとして治療結果を評価します。そのために、わずかな改善で大きな満足を得ることも可能であり、トラブルにつながるケースは少ないと言えます。

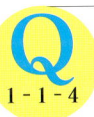
「満足が得られにくい症例」の具体例は？

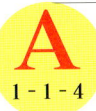
患者の要求が高いために診療が困難であったケースを紹介します。若い女性患者のケースですが、審美目的のために便宜抜髄をしたのちに陶材焼付冠で補綴した上顎前歯が歯根破折を起こし、痛みと動揺を主訴に来院しました。歯間乳頭は退縮し、歯根破折によって唇側面歯槽骨が吸収裂開し、排膿をともなっているなど、支台歯の保存が不可能なだけでなく、審美性の回復も困難となることが予想されました（図1-1-4a、b）。患者は破折前と同一水準以上の審美性を求めていました。しかしながら、粘膜や骨が一度失われると、骨増生処置などを行ったとし

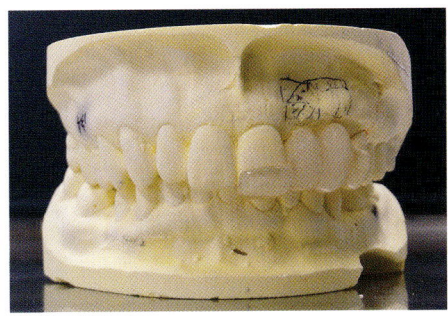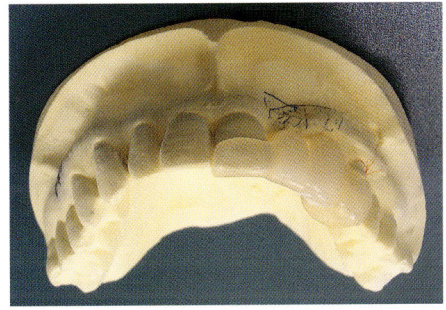

図1-1-4a、b　前歯部審美障害の1例。診断用ワックスアップより作製したステント。顎堤欠損が認められ、審美性の回復が困難であることがうかがえる。　　　　　　　　　a｜b

●第1部

ても、患者の要求する審美性を達成できない可能性が高くなります。

　診断結果より予想される補綴結果について模型などを使用して説明したところ、患者は納得できない様子でした。患者はインプラントに対する期待を過剰にもち、インプラントによる処置があたかも万能であり、インプラントをすれば今まで以上に美しくなれるかのような誤解をしている様子でした。そのためにこのケースでは、まず誤解を解くところからスタートしなくてはなりませんでした。

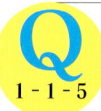
初心者にとってやりやすい部位と欠損形態は？

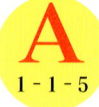
第1は上顎小臼歯部中間欠損。とくに左側がやりやすいです（図1-1-5a）。

第2は下顎遊離端欠損。とくに右側が向いています（図1-1-5b）。

第3は下顎臼歯部中間欠損。同じくとくに右側がやりやすいです。

これら3部位は、十分な骨量を有する場合には、重要な解剖学的構造を損傷するリスクが少ないと言えます。

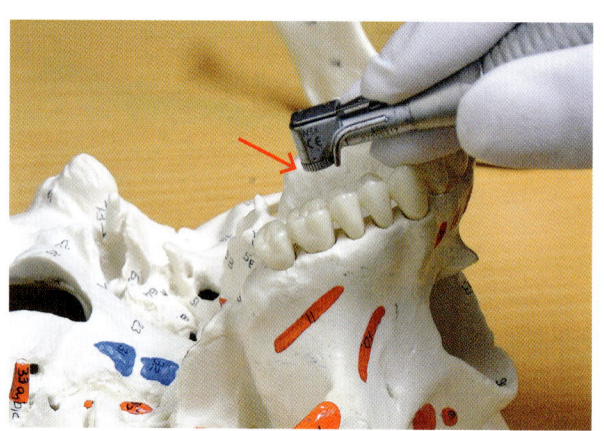

図1-1-5a　犬歯部にレストを設置した場合、安定が得られやすい。12時のポジションからの処置となるため、同名反対側歯の歯軸を参考に埋入角度を決定しやすい。

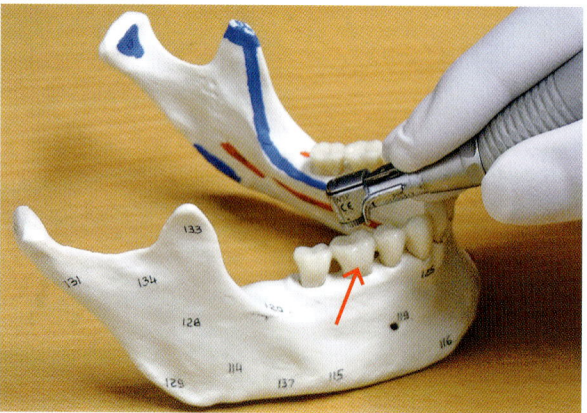

図1-1-5b　右利きの術者が9時のポジションから処置した場合、口腔内へのアプローチがもっとも自然に行える。また、犬歯、小臼歯部にレストを求められるため、安定が得られやすい。

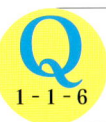 **なぜ上顎小臼歯部中間欠損がやりやすいのですか？**

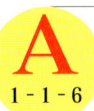 　鼻腔底は犬歯より遠心では歯槽堤より内側に存在します。上顎洞底は小臼歯部で歯槽堤から離れて上方に行く傾向があります。そのため、小臼歯部はこれらの解剖学的構造物と干渉しづらいと言えます。
　また、健全犬歯が残っている場合などは、天然歯に適切な側方滑走運動を付与し、インプラントに側方力を与えないようにすることも容易です。
　さらに、手術部位が直接目視でき、頰粘膜も大臼歯部ほどは邪魔にならないなど、術野の視界確保も比較的容易です。そのうえ、前歯部にレストをおくこともできるため、ブレのない安全な形成が可能です。
　ただし、近年の審美的要求の高まりにしたがって、この部位も審美領域と解釈されるようになってきています。そのため、患者の審美的要求が高い場合は、難症例として慎重に治療を行う必要がある場合もあります。その一方で、軟組織の反応が比較的良好で、歯間乳頭の再生が得られる場合もあるために、審美領域の処置の修練を行うような場合は、この部位が最適と言えます。

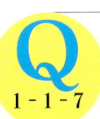 **なぜ下顎遊離端欠損がやりやすいのですか？**

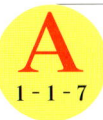 　下顎遊離端欠損はインプラント希望症例としてもっとも多く遭遇する症例です。下顎遊離端欠損に関しては審美的要求が比較的低いことが多く、また、上顎と比較して、多くの場合で骨量が十分あります。同部の下方に存在する下歯槽神経は、損傷してしまった際の回復が困難という欠点はありますが、パノラマX線写真での診査で比較的正確な走行の把握が可能です。そのために上顎洞の診査が必要な上顎遊離端欠損と比較してリスクの回避が容易であると言えます。
　一方で、隣在歯根の損傷に十分な注意を払う必要があります。術野の視界は多少悪く、形成部位をのぞき込むような姿勢になりがちです。また、小臼歯部にレストをおいて埋入窩を形成する場合、手首の動きによって形成中にバーの先端が徐々に近心に向かうことがあるため注意が必要です。
　さらに下顎小臼歯の歯根は遠心に湾曲している例も多いため、隣在歯根の損傷にはとくに注意を払う必要があります。

●第1部

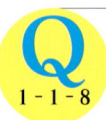 なぜ下顎臼歯部中間欠損がやりやすいのですか？

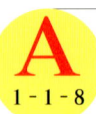　下顎臼歯部中間欠損は遊離端欠損と比較して、術野の視界がわずかながら良好です。また近心の歯冠だけでなく遠心の歯冠も目安として軸方向を確認できるため、誤った近遠心方向の形成や歯根損傷のリスクは比較的小さくなります。

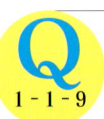 初心者が避けるべき部位や処置は？

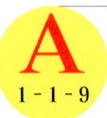　参考として症例の難易度の分類を示します（表1-1-9）。症例分類中の、AdvancedやComplexに相当する症例は避けたほうが良いでしょう。

　また、下顎2本インプラント支持オーバーデンチャーケースはStraightforwardですが、難易度が多少高いと考えられます。

表1-1-9　症例の難易度の分類

症例の難易度の分類	症例
Straightforward（簡単）	上下顎遊離端欠損
	単独、複数歯中間欠損
	下顎前歯の単独、複数歯欠損
	下顎2本インプラント支持オーバーデンチャー
Advanced（先進的）	上顎前歯の単独欠損、複数歯欠損
	下顎4本インプラント支持オーバーデンチャー
	オステオトーム、スプリットクレスト併用埋入
Complex（複雑）	上下顎全顎固定性補綴物
	あらゆる2回法骨移植、サイナスリフト

（Classification of the Swiss Society of Oral Implantology 1999より引用・改変）

スムースなインプラントの導入

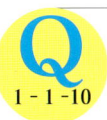 インプラント支持オーバーデンチャーはなぜ難易度が高いのですか？

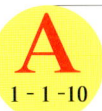　インプラント支持オーバーデンチャーを固定性補綴物より簡単なケースであると解釈している先生も多くいらっしゃいます。しかしながらオーバーデンチャーケースは、埋入術式は比較的簡単ですが、補綴術式は固定性の部分欠損や単独欠損のほうが簡単です。

　逆にオーバーデンチャーケースは症例ごとの難易度に差があるうえに、調整も困難で、破損、破折のリスクもあり、アタッチメントや床の定期的なメインテナンスも必要であるなど、術者、患者の双方において負担が大きくなる傾向があります。

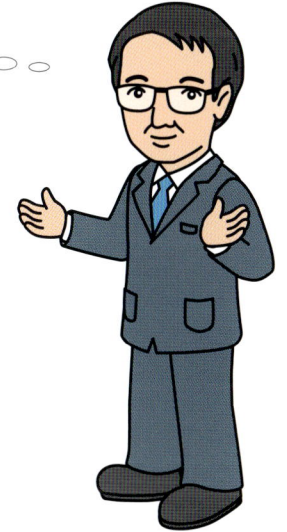

インプラント治療は取り組みやすい症例から始めて、徐々に難症例に挑んでいきます。

● 第1部

②何を問診すべきか？─全身状態も診て安全な手術を─

　インプラントの上部構造が破折した際は、修理や再製が多くの場合で可能ですが、インプラント体と顎骨との結合が損傷を被ると修復は難しく、自立的な回復も望めません。すなわちインプラントの成功の基本はオッセオインテグレーションの獲得と持続であることがわかります。これは患者の全身状態や生活習慣が深くかかわっています。これらの情報を正確かつ確実に引き出すためにおろそかにできない作業として問診は重要です。

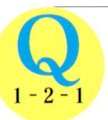

問診すべき項目は？

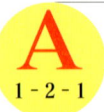

　問診を行う際に聞くべき具体的な項目は、添付文書（図1-2-1）を参考にすると良いでしょう。また、聞き漏らしを減らすために、通院歴や服用中の薬をきっかけに聞くのも良い方法です。
　問診に先だって、添付文書をよく読み返してみましょう。具体的な問診項目やさまざまなヒントが記載されています。インプラントの添付文書を見ると、絶対禁忌、原則禁忌合わせて約30項目が存在しますが、基本的にはこれらすべての項目を問診、視診などすることが望ましいでしょう。

禁忌・禁止
適用対象（患者）
次の患者には使用しないこと
・本品の配合成分及び類似成分に対して過敏症の既往歴のある患者には使用しないこと
・管理不能な重度の全身性疾患を有する患者
・代謝性骨疾患を有する患者
・非協力的、動機付けの弱い患者
・薬物やアルコールの乱用患者
・精神疾患を有する患者
・長期的な治療抵抗性の機能障害を有する患者
・口腔乾燥症を有する患者
・免疫不全疾患及び免疫力低下が認められる患者
・ステロイドの定期的服用が必要な疾患を有する患者
・管理不能な内分泌疾患を有する患者
・チタンアレルギーを有する患者
・創傷治癒機能が不全な患者
・口腔衛生状態が悪く、残存歯の治療が終了していない患者
・骨量が十分でなく、骨再建術よる骨増生を実施できない患者。又は、骨再建術による骨増生は可能であるが完了していない患者
・残存歯根の除去が完了していない患者
・管理不能な出血性疾患を有する患者

原則禁忌
・放射線治療歴のある患者
・糖尿病患者
・薬物誘発性の凝固不全又は出血性疾患を有する患者
・解剖学的に不適切な顎骨又は顎関節疾患を有する患者
・管理不能な顎関節疾患、口腔悪習癖（弄舌癖・偏咀嚼など）、ブラキシズムなどのパラファンクション、歯周病を有する患者）
・妊娠している患者
・口腔衛生不良や歯周病を有する患者
・口腔内粘膜のびらん性又は水泡性疾患を有する患者
・骨の成長過程が終了していない患者（おおよそ16歳未満）
・タバコの乱用患者

図1-2-1　添付文書。

スムースなインプラントの導入

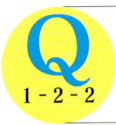
問診票は有効でしょうか？

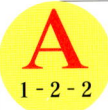
聞き漏らしを防ぐために、問診票（図1-2-2a、b）を導入している先生も多くいらっしゃいます。問診票にこれらの項目を記載してチェック欄を作成し、患者にチェックしてもらうことで、時間的にもロスがなく多くの項目のチェックが可能です。

しかしながら、項目数が多すぎるとチェックが面倒だと感じられたりすることもあり、患者の記載内容に不備が生じやすくなります。そのため、問診票にドクターもチェックをする欄を作成しておき、面談時にも可能なかぎり直接問診することをお勧めします。

図1-2-2a、b　問診票。

a|b

●第1部

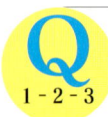 とくに問診しておくべき項目はありますか？

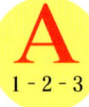 骨粗鬆症（ビスホスフォネート剤の投与）、高血圧症、虚血性心疾患などが挙げられます。先にも触れたように、問診の際に聞き漏らしを防ぐために、現在の投薬状況や過去の通院歴を聞くことも有用です。

とくに上記の3疾患は投薬の既往を確認することで聞き漏らしが防げます。なお、高血圧症は本人が自覚していない場合も多く、それゆえ医科を受診していない患者も多くいるので、可能なかぎり自院に血圧計を設置して、自院でも計測することが望ましいでしょう。

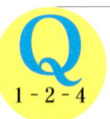 問診時の聞き方のポイントは？

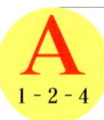 問診においての聞き方のポイントは、可能なかぎり「具体的」に聞くことです。病気の有無を確認するためには、「〜の病気をしていますか？」と確認し、投薬を確認するのであれば、「お薬は飲んでいますか？」と聞くように努めましょう。筆者らの経験ですが、ビスホスフォネート剤の服用を確認するきっかけのつもりで「骨粗鬆症は大丈夫ですか？」と確認したことがあります。患者は「大丈夫です！」と答えたため、それ以上の問診をせずに別の質問に移ってしまいました。

しかしながら、インプラント埋入から半年経過した頃にビスホスフォネート剤の服用が発覚しました。問診の際は「（薬を飲んでいるから）大丈夫です！」と答えたつもりだったようです。投薬にしても既往にしても、問診する際は「医師から指摘されたり、治療や投薬を受けたことが、過去に一度でもありますか？」という聞き方が、もっとも聞き漏らしが少ないでしょう。

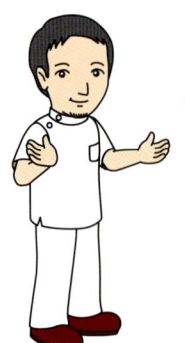

インプラントの成功の基本はいかにオッセオインテグレーションを獲得し、維持するかにあります。

③口腔内と模型から何を読み取るか？―治療計画の鍵は研究用模型―

インプラント治療の特徴のひとつは不可逆性と言えます。いったん埋入したインプラントは位置や方向を変えることができません。専用パーツで補正することも可能ですが、その自由度はかぎられています。したがって口腔内の形態的情報の収集と分析は、治療結果に直接的に影響を及ぼすものとして重要です。この作業を適切に行って、情報をインプラント手術に正しく反映させることが必要です。

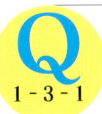
研究用模型から何を読み取るのですか？

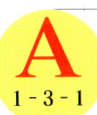
研究用模型（図1-3-1）から読み取るべき項目としては、以下に記載するものが挙げられます。

1．顎堤の高さ、幅
2．対合歯、対合顎堤との対向関係
3．クリアランス
4．近遠心的スペース
5．対合歯の挺出（咬合平面の不正）
6．隣在歯の傾斜
7．小帯の位置異常
8．咬耗

これらの要素は一般補綴の治療計画を立てるときに基本的な項目です。インプラントの治療計画を立てるときも一般的補綴の治療計画と比較して、特殊な要素はほとんどないと考えてください。

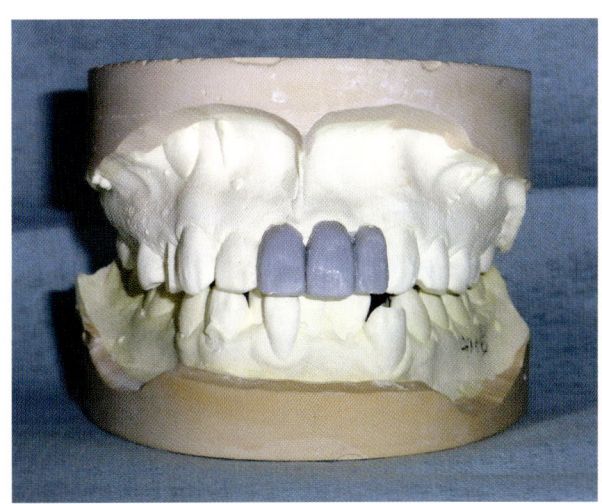

図1-3-1　研究用模型。

●第1部

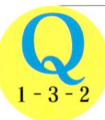
Q 1-3-2 なぜ研究用模型は重要なのですか？

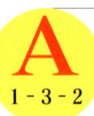
A 1-3-2 先に挙げた項目は口腔内からも読み取ることは可能です。また、口腔内からのほうが読み取りやすい項目もあります。しかしかぎられたチェアータイムでは見落としも多く発生します。何よりそのかぎられた時間は問診や対話、さらに模型では把握できない機能面の診査に当てるほうが有用です。こういった観点からも、可能なかぎり研究用模型を作製し、チェックすることをお勧めします。

さらに、診断用ワックスアップ（図1-3-2a、b）も非常に有効です。最終補綴の形態のイメージをつかんで、そのうえで上記項目をチェックすることが、機能的、審美的な補綴物を作製するために必要ですし、適切な位置にインプラントを埋入するためにたいへん役立ちます。研究用模型を作製することの最大の目的のひとつは、診断用ワックスアップの作製にあると言っても良いでしょう。

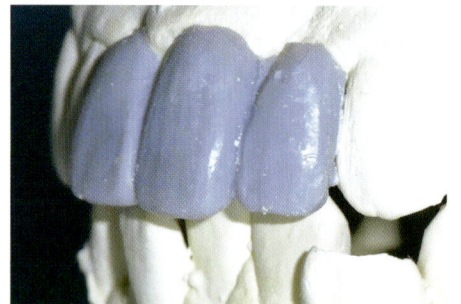 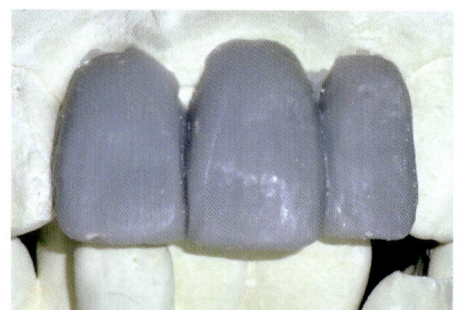

図1-3-2a、b　診断用ワックスアップ。　　　　　　　　　　　　　　　　a|b

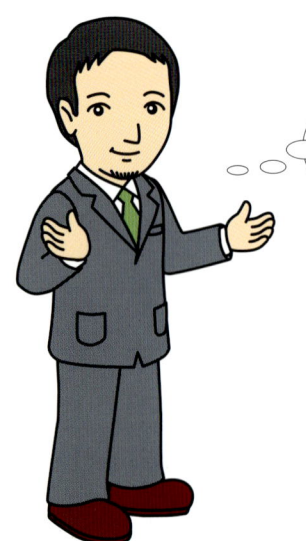

口腔内の形態的情報の収集と分析のために研究用模型を活用します。

20

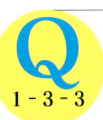 **Q 1-3-3** 各項目のチェックポイントは？　その1・顎堤の高さ、幅

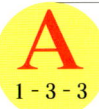 **A 1-3-3**

　隣在歯ならびに診断用ワックスアップの歯頸線などを比較基準として、顎堤の高さや幅を評価します（図1-3-3a）。

　なお、研究用模型だけでは顎骨の評価は困難です。しかしながら、X線CTのみでは顎堤軟組織の評価は困難です。研究用模型とX線CTの双方があって、はじめて情報を総合して理解することが可能となります（図1-3-3b）。

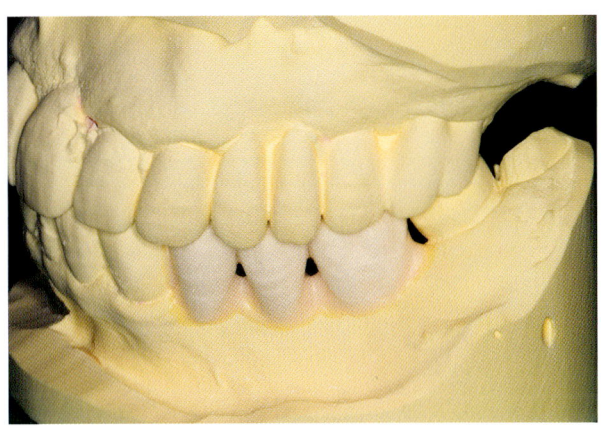

図1-3-3a　研究用模型から顎堤の高さと幅を検討する。

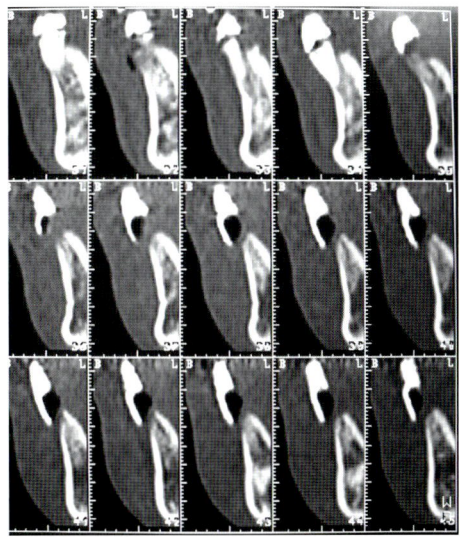

図1-3-3b　研究用模型ならびに診断用ワックスアップをもとにして造影ステントを作製、装着して撮影したCT画像。顎骨再建をともなうケースであるため、唇側の粘膜形態もステント上に反映させている。

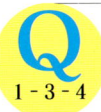 **Q 1-3-4** 各項目のチェックポイントは？　その2・対合歯、対合顎堤との対向関係

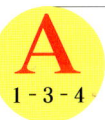 **A 1-3-4**

　顎堤の幅や高さが十分であったとしても、その位置が理想的でなければ、審美的かつ機能的な修復は困難です。

　診断用ワックスアップを作製して顎堤からワックスアップ歯冠までがスムースにつながるか確認する必要があります。

● 第1部

Q 1-3-5 各項目のチェックポイントは？　その3・クリアランス

A 1-3-5 　対合歯と顎堤の間のクリアランスは、最低で6～7mm必要です。対合歯の挺出が原因であれば、対合歯の補綴処置を行って、咬合平面を修正することで対処可能です。
　全顎的に咬合高径が低下している場合には、全顎的な咬合の再構成を考える必要が出てきます。

Q 1-3-6 各項目のチェックポイントは？　その4・近遠心的スペース

A 1-3-6 　使用するインプラント体の直径にもよりますが、6mm以下のスペースでは埋入は困難と考えられ、ほかの補綴方法も考慮すべきです（図1-3-6a）。
　また、11～13mmのスペースは、ワイド径インプラント1本では鼓形空隙が過剰に拡大しますし、レギュラー径インプラント2本ではスペースが不足しますから、難しいケースであると考えてください（図1-3-6b、c）。

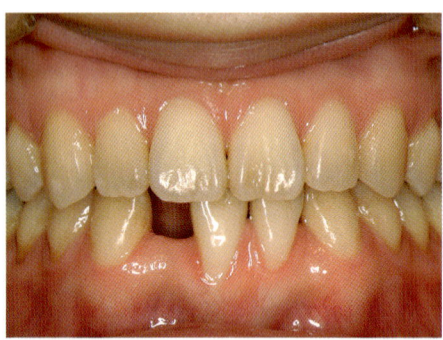

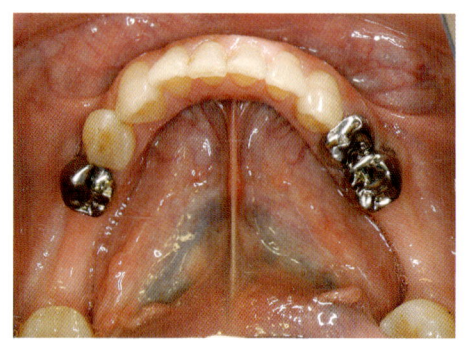

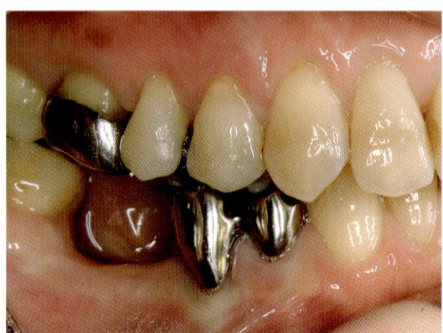

a | b
c |

図1-3-6a　下顎切歯部の欠損症例。スペースが6mm以下となりやすい部位である。
図1-3-6b、c　大臼歯2歯欠損症例。智歯の近心傾斜によりスペース不足となりやすい。

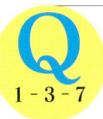
各項目のチェックポイントは？　その5・対合歯の挺出（咬合平面の不正）

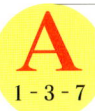
　対合歯の挺出はクリアランス不足の原因となるだけでなく、咬合干渉の原因となることがあります。事前に補綴処置で咬合平面の不正を修正しておくべきです（図1-3-7a〜c）。

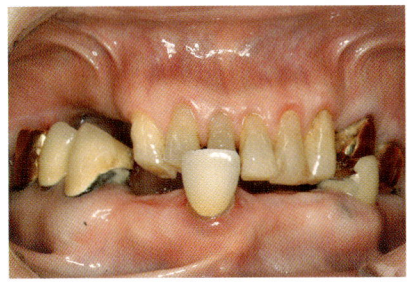 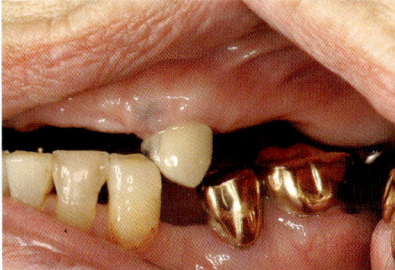 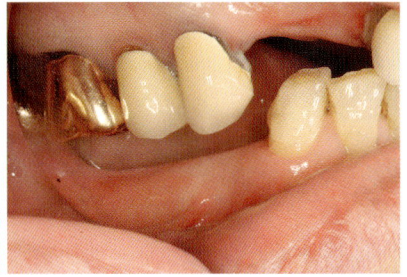

図1-3-7a〜c　クリアランス不足のケース。挺出のみならず、支持域を複数喪失したケースでも干渉が発生する。　a|b|c

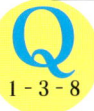
各項目のチェックポイントは？　その6・隣在歯の傾斜

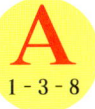
　隣在歯の傾斜は鼓形空隙の形態異常につながり、食片滞留の原因となります。食片滞留は患者から不快事象としての指摘が多いだけに、事前の説明と再補綴計画の提示を行ってください。
　なお、口腔内で観察すべき内容ではありますが、欠損隣在歯のファーゾーンに相当するコンタクトも十分に確認してください。
　軽度の隣在歯の傾斜によりコンタクトの接触が弛くなっている場合は、インプラント補綴後に隣在歯が移動し、経時的にインプラント—隣在歯とのコンタクトが弛くなることがあります（図1-3-8a、b）。

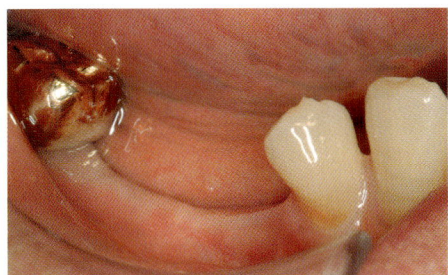 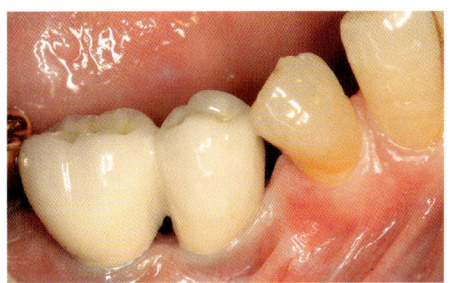

図1-3-8a、b　右下第一小臼歯が遠心傾斜した症例。補綴後、インプラントと近心天然歯の間に離間が起こることが多い。　a|b

● 第 1 部

Q 1-3-9 各項目のチェックポイントは？ その7・小帯の位置異常

A 1-3-9 小帯の高位付着がインプラントの予後に影響を与えるかということに対して、信頼できるエビデンスはありません。
　しかしながら、プラークコントロールに関して不利となる可能性も否定できません。ただし、小帯切除はインプラント手術と期間をあけて行わないと、粘膜剥離の際に裂開を起こすリスクがあります（図1-3-9）。

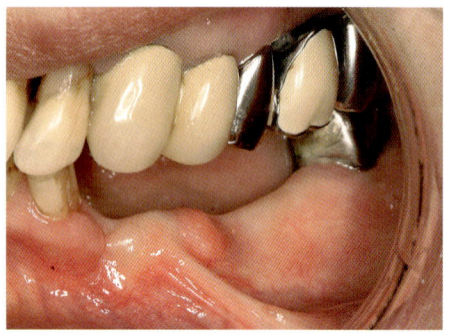

図1-3-9　小帯の高位付着例。角化歯肉の喪失と併発することが多い。

Q 1-3-10 各項目のチェックポイントは？ その8・咬耗

A 1-3-10 過度の咬耗はブラキシズムの疑いがあります。また、咬耗によって絶えず咬合が変化するために補綴物の摩耗やチッピングが多発します。事前の十分な説明と、咬合面材質に対する配慮、ナイトガード装着の考慮が必要です（図1-3-10）。

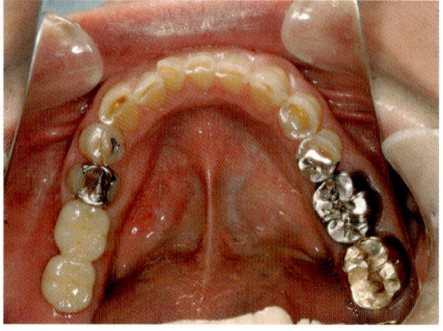

図1-3-10　大臼歯部の金属補綴物に発生した咬耗が確認できる。

④見落としがちだが重要な事項は？―欠損部以外もおこたりなく観察―

インプラントの治療計画を立てる際に、どうしても欠損部に目が向かいがちになります。適用するインプラントの形態やサイズを決めるために欠損部の診査は重要です。しかし、インプラントを口腔内の環境に永続的に適応かつ機能させるには、口腔内全体を俯瞰して生体とインプラントの調和を考える必要があります。口腔内全体の情報は口腔内機能の履歴でもあり、それをひも解いて治療計画に反映していくことが不可欠です。

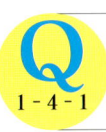

Q 1-4-1 口腔内では何を確認すべきでしょうか？

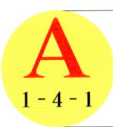

A 1-4-1 口腔内清掃状態、歯周病、ブラキシズム、咬合異常、顎関節の異常などを確認すべきです。

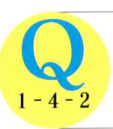

Q 1-4-2 これらの項目の確認はなぜ必要なのですか？　その1・口腔内清掃状態

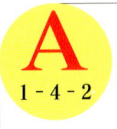

A 1-4-2 プラーク蓄積とインプラント予後には関連があるとされています[1,2]。インプラント処置開始以前にプラークコントロールが十分できているかを診査し、必要に応じブラッシング指導を行うことが望ましいです。

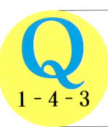

Q 1-4-3 これらの項目の確認はなぜ必要なのですか？　その2・歯周病

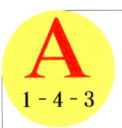

A 1-4-3 歯周疾患とインプラントの予後について、多くの論文より関連が示唆されています。また、インプラントを用いた欠損補綴の治療計画を行う場合は、残存歯の保存の可否についての検討はとくに十分に行うべきです。もし保存予定の歯が欠損となった場合は、治療計画が大きく狂うこともあり、埋入本数の変更につながった場合は治療期間や費用が大幅に変更となる場合もあります。また、それにより患者とのトラブルにつながる場合もあるため、治療計画が変更される可能性についても事前に十分な説明を行ってください。

●第1部

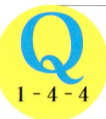
これらの項目の確認はなぜ必要なのですか？　その3・ブラキシズム

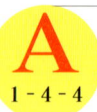
　ブラキシズムとインプラントの予後に関しては、決定的なエビデンスは存在しません。しかしながら補綴物のチッピングやインプラント喪失に関して関連があると経験的に考えられています。そのため、ブラキシズムなどの悪習癖を事前に確認した場合は、マウスピースの併用などを考慮に入れると良いでしょう。

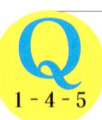
これらの項目の確認はなぜ必要なのですか？　その4・咬合異常、顎関節の異常

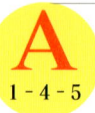
　顎関節症は症状が重い場合は原則禁忌と考えるべきです。たとえ、軽度であったとしても、開口障害をともなう場合は術野に器具が到達できないこともありえるため、処置は困難となります。また、手術時に長時間にわたり最大開口位を維持する場合もあるため、術前に自覚症状がなかった患者でも、術後に顎関節症状を自覚する場合もあります。インプラント手術が原因で顎関節に異常が生じたと誤解した患者が、施術医とトラブルとなっていた事例もありました。たとえ症状を自覚していない患者であっても、事前に十分な説明をしておく必要があります。

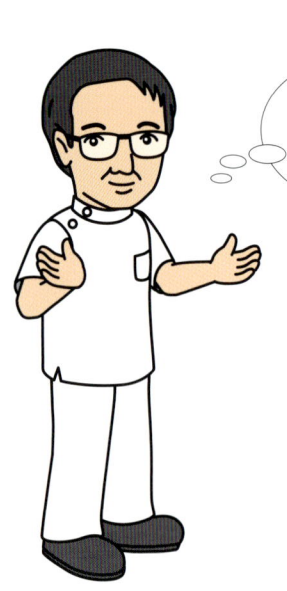

インプラント治療を行うときには欠損部だけではなく、口腔内全体をみて、生体とインプラントの調和を考えます。

⑤ X線写真をどう読み取るか？─正確にして立体的な情報収集─

かつてインプラント診査とX線診査はほぼ同義語でした。欠損部の骨のボリュームを把握することがインプラント治療で第一義的に求められていたからです。X線診査の重要性は現在もいささかも衰えていませんが、その検査は骨量だけでなくほかの解剖学的構造にも等分に向けられています。失敗のない手術を行うためにそれらの構造を術前に綿密に調べておく必要があるからです。

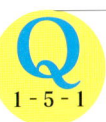 **Q 1-5-1** パノラマX線写真から何を読み取ったら良いのでしょうか？

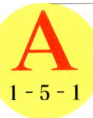 **A 1-5-1** 上顎洞形態、上顎洞内の透過度、下顎管の走行、残存歯歯槽骨の吸収状態、顎骨の高径、顎関節の形態など、適切に撮影されたパノラマX線写真からは、かなりの情報が得られます。ただし、原則としてスクリーニング検査にとどめることが望ましいです。パノラマX線写真撮影は埋入部位の局所的診査以上に、口腔全領域を見渡した治療計画立案において欠かすことのできない検査です。残存歯の骨植、歯周病の病状、上顎洞炎の存在などの把握を優先して行ってください。

下顎については顎堤粘膜の厚みが薄い場合が多く、下顎管の走行も正確に把握可能なこともあり、研究用模型や口腔内診査を併用することで、顎骨の状態を予測することもある程度は可能です。一方で、上顎の場合は粘膜も頰舌的に厚く、CTを併用しないかぎり顎骨の形態の予想は困難です。また、下顎管の走行はパノラマX線写真でも比較的正確に把握することが可能ですが、上顎洞底の形状は複雑なためパノラマX線写真では確認が難しい場合もあり、骨高径を正確に把握することは困難です。そのため、パノラマX線写真の結果はむしろリスクを抽出するためのスクリーニング、ならびに残存歯をはじめとする一口腔単位の治療計画の立案に役立てて、埋入のための精査には、必要に応じてCTを撮影することが望ましいと考えられます。

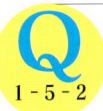 **Q 1-5-2** CTは必要なのですか？

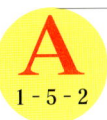 **A 1-5-2** 撮影可能ならば、できるだけ撮影するべきです。事故防止に加えて自己研鑽のためにも、撮影をお勧めします。

日本は人口あたりCT普及率が世界最高と言えるほどのCT大国です。しかしながら、歯科におけるCTの普及はここ10年程であり、CT画像に対してなじみの少ない先生方のほうが主流ではないかと考えられます。そういった先生が、難症例のみCT撮影を行ったとしても、な

●第1部

かなか病状を把握するのは困難であると考えられます。イージーケースであっても、正常像に慣れ親しむことで、難症例における読影能力が向上します。

また、症例数を多く経験している術者でも、イージーケースと診断した症例が、CT撮影により初めて難症例であることが明らかとなったというようなことに多々遭遇します。「メスを入れ、フラップを起こしてみたが、手に負えない症例であった」ということがないようにするためにも、できるだけ撮影してください。

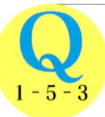

Q 1-5-3　CTに問題はないのですか？

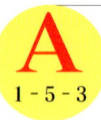

A 1-5-3

CTは有用性が高い反面、被曝線量はパノラマX線と比較して大きいことも事実です（CT＝2.0～3.4mSv、パノラマX線＝0.01～0.05mSv：メーカー公称値）。国内では、被曝に対する反応が過剰な場合も見受けられ、CT撮影に対して拒否反応を示す患者も少なからず見受けられます。

その反面で、近年は医師、歯科医師に対する予見可能性と回避義務が拡大解釈されつつあり、CTを撮影することを勧めなかったことが、回避義務違反にあたると解釈される時代となりました。自己防衛の観点からも、CT撮影を勧め、かつ患者の意見もくみ取りながら必要性を判断することが賢明であると言えます。

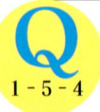

Q 1-5-4　パノラマX線写真やCTを読影するうえで確認すべき構造は？

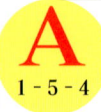

A 1-5-4

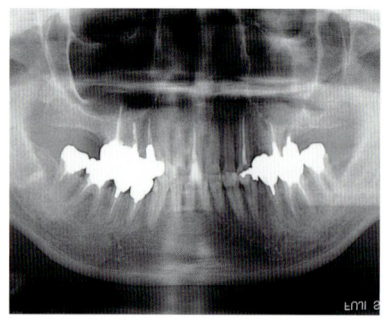

図1-5-4　適切なセッティングがなされたパノラマX線写真。下顎管、上顎洞底線などの構造が適切に読影可能である。

上顎では、上顎洞、梨状孔、切歯管、大口蓋孔など下顎では、下顎管、オトガイ孔、オトガイ神経切歯枝、顎舌骨筋線などです（図1-5-4）。

これらの構造物について、基本的な形態を理解したうえでパノラマX線写真やCT像を応用して正確な形態を把握することで、安全な手術が可能となります。

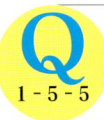**これらの構造の注意点は？　その1・上顎洞**

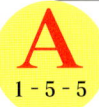　日本人のほとんどは、上顎臼歯部において上顎洞（図1-5-5）が顎骨頂部に近接しています。そのため、上顎臼歯部遊離端のうち多くのケースがAdvancedやComplexに分類されます。

　CT上での上顎洞底の識別はきわめて容易ですが、パノラマX線写真においては見かけの上顎洞底線が必ずしも真の上顎洞最下部を示すとはかぎらないことに注意しましょう。

図1-5-5　上顎洞の前頭面CT画像。このように上顎洞底が平坦で、かつ近接した2段となっていたり、頬側の骨壁が厚い場合は、パノラマX線での読影が困難なことが多い。

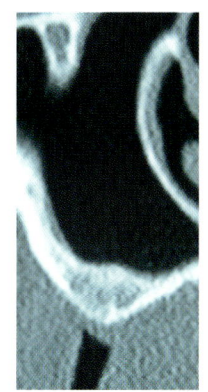

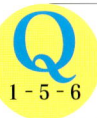**これらの構造の注意点は？　その2・梨状孔**

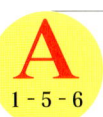　梨状孔は前歯部の処置を行う際に確認が必要となる構造物です。骨高径が十分な場合は問題となりませんが、不足している場合には注意が必要となります。顔面における鼻腔と近い位置ですが、鼻腔の上皮や粘膜は比較的厚いため、実際の梨状孔は鼻腔よりかなり下方にあります（図1-5-6a）。そのため、正確な位置の確認のためには、CT画像で確認する必要があります（図1-5-6b）。

　なお、前鼻棘より骨採取する場合は梨状孔が露出しますが、筋付着部に侵襲を与えるため、鼻翼の形態にわずかですが変化が生ずる場合があります。そのため、処置前に十分な説明と同意を得る必要があります。

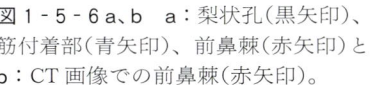
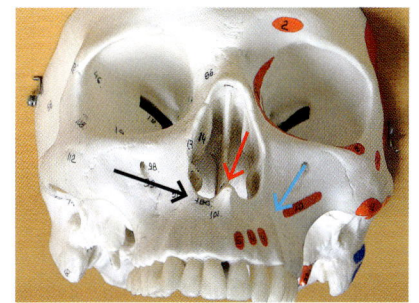
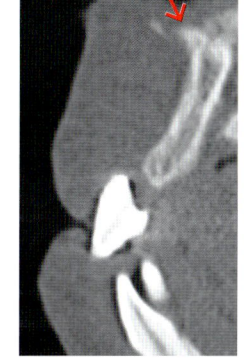

図1-5-6a、b　a：梨状孔（黒矢印）、筋付着部（青矢印）、前鼻棘（赤矢印）とb：CT画像での前鼻棘（赤矢印）。

●第1部

Q 1-5-7 これらの構造の注意点は？　その3・切歯管

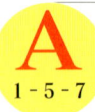
A 1-5-7
　切歯管（図1-5-7a〜d）は鼻口蓋管神経血管束を納める管で、上顎前歯部口蓋側に開口します。口腔内では切歯乳頭として認識可能です。同部の神経、血管の支配領域は単独支配でなく、ほかの動静脈、神経による支配も受けています。そのため、嚢胞化した場合などは切除することも可能です。インプラント関連でも、上顎前歯部が骨量不足の場合、鼻口蓋管神経血管束を切断して骨移植を行う例も報告されています。しかしながら出血量が比較的多いため、血管結紮などの手技について経験がない場合は温存するほうが無難です。

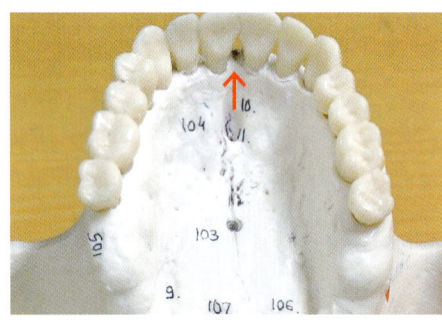

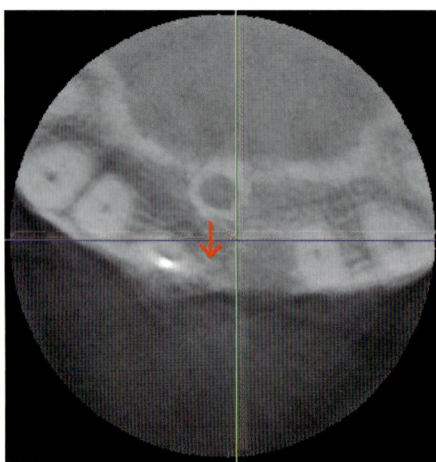

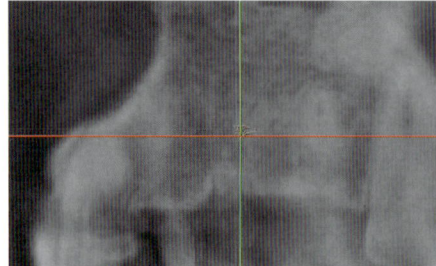
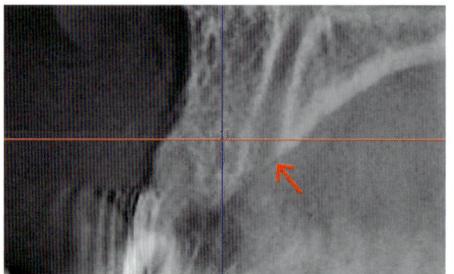

図1-5-7a〜d　矢印起始部位から前方へ開口。顎堤吸収が進んだ場合、見かけ上顎堤頂付近に開口する場合もあるため、切歯乳頭の位置に注意して切開を加える。

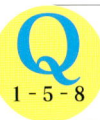 **Q 1-5-8** これらの構造の注意点は？ その4・大口蓋孔

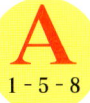 **A 1-5-8** 　大口蓋孔は上顎第二大臼歯の口蓋側に開口し、大口蓋動・静脈と前口蓋神経を通す管です。通常の処置で侵襲が及ぶ可能性は低いですが、顎堤吸収が著しい症例において口蓋側を切開した場合などは、侵襲が及ぶ可能性もあります。

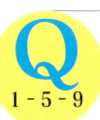 **Q 1-5-9** これらの構造の注意点は？ その5・下顎管

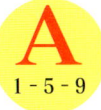 **A 1-5-9** 　下顎臼歯部の下顎骨体部には、下歯槽神経ならびに下歯槽動・静脈を納める下顎管（図1-5-9）が存在します。顎堤吸収が著しい場合は、下顎管が顎骨頂部に近接する場合も多く、臨床上問題となることが多いです。

　パノラマＸ線写真上で確認可能ではありますが、パノラマＸ線写真では拡大率が一定ではないため、正確な位置の把握のためにはCTを撮影してください。

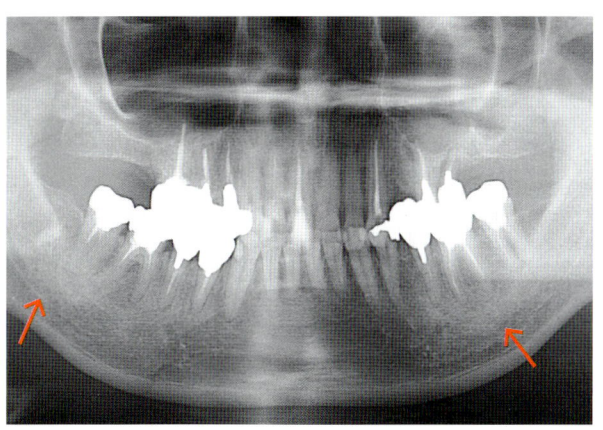

図1-5-9　パノラマＸ線上で確認される下顎管(矢印)。

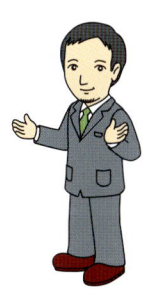

Ｘ線検査は骨量を調べるだけでなく、ほかの解剖学的構造を調べるためにも行います。

●第1部

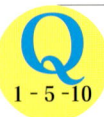
Q 1-5-10 これらの構造の注意点は？　その6・オトガイ孔

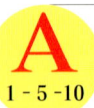
A 1-5-10　オトガイ孔（図1-5-10）は下顎第二小臼歯根尖付近の頬側に位置しています。下歯槽神経はオトガイ孔より近心に進み、後上方に向きを変えてループを形成したのちに、同部に開口します。

　同部に侵襲を与えると、口唇ならびにオトガイに知覚麻痺を引き起こします。また、剥離や小帯切除において障害を起こす可能性もあるため、骨削合をともなわない処置であっても注意が必要です。

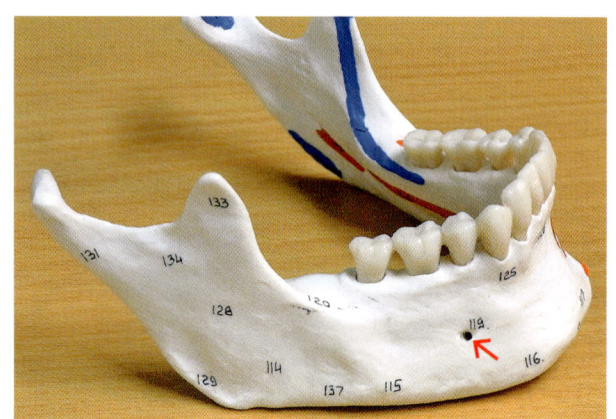

図1-5-10　オトガイ孔の開口部。矢頭から後方へオトガイ神経が走方。位置については個人差が大きいため、注意が必要です。

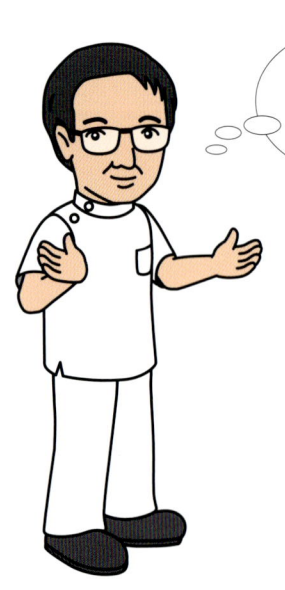

下歯槽神経を侵襲すると、口唇やオトガイに知覚麻痺を引き起こすため処置にあたっては十分な注意が必要です。

Q 1-5-11 これらの構造の注意点は？ その7・オトガイ神経切歯枝

A 1-5-11

オトガイ神経切歯枝（図1-5-11a〜d）はオトガイ孔から分岐して下顎切歯部の知覚を支配します。オトガイからの骨採取ののちに違和感を生じる場合は、この神経の枝を障害した可能性があります。無歯顎においては障害が少ないため、必要に応じ切断して埋入する場合もありますが、出血もともなうため、十分な止血を行ってください。

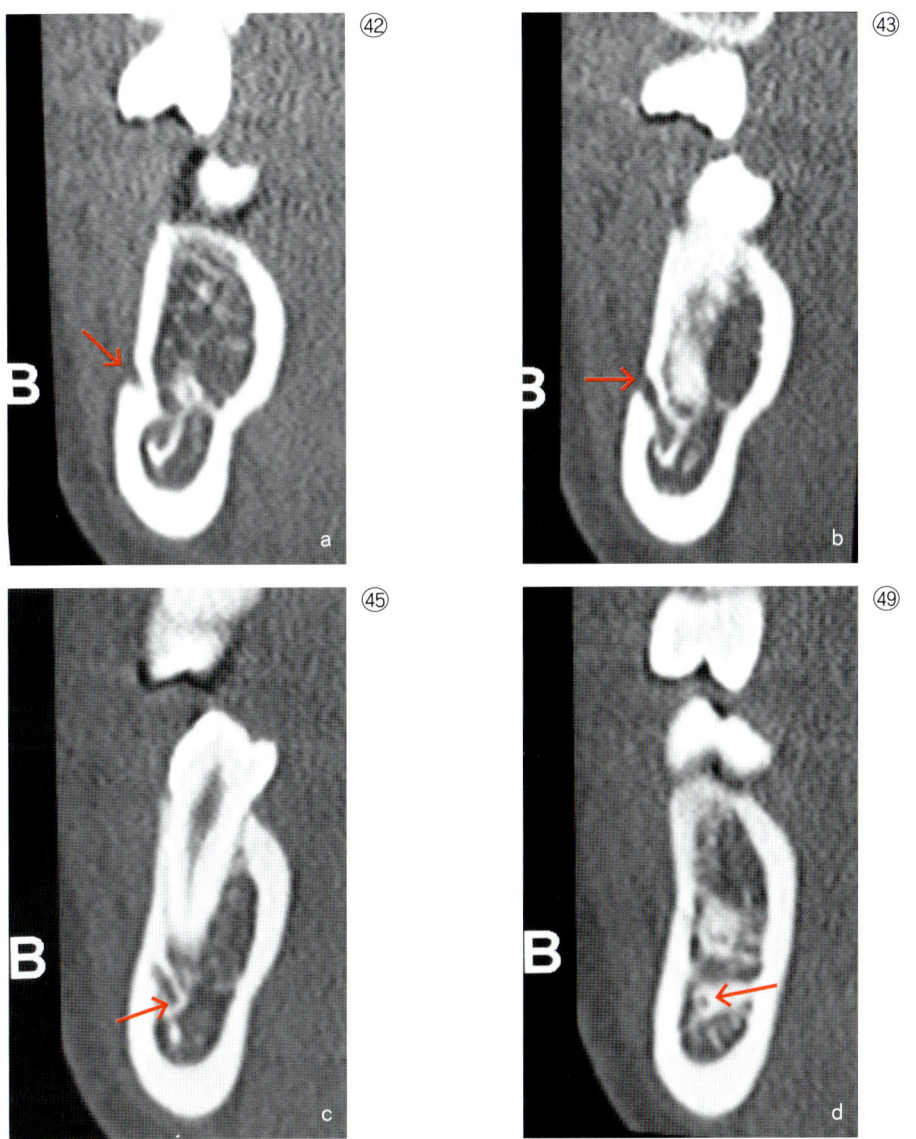

図1-5-11a〜d オトガイ神経切歯枝のCT像。a、b：42、43番のスライス部にオトガイ孔が開口する。下方に走行するのは下顎管。c：45番スライス部でループを形成して反転している。d：49番スライスにはオトガイ神経切歯枝をおさめる管状構造が確認できる。

●第 1 部

Q 1-5-12 これらの構造の注意点は？　その 8・顎舌骨筋線

A 1-5-12 　顎舌骨筋線（図 1-5-12a、b）は顎舌骨筋の起始です。下顎骨断面を観察すると、同部位を境界にして下顎骨骨体部下方は外側に傾斜し、同部の直下は骨が存在しません。
　また、その空隙には舌神経、舌下動脈、顎下腺管が位置し、穿孔した場合は大量の出血を生じることもありえます。同部の出血は隙を経由し血腫を形成し、気道を圧迫します。
　国内でも死亡例が存在するなど、重傷例に発展する場合があるため、CT スキャンや触診などで、形態を十分に把握し、慎重に処置を行う必要があります。

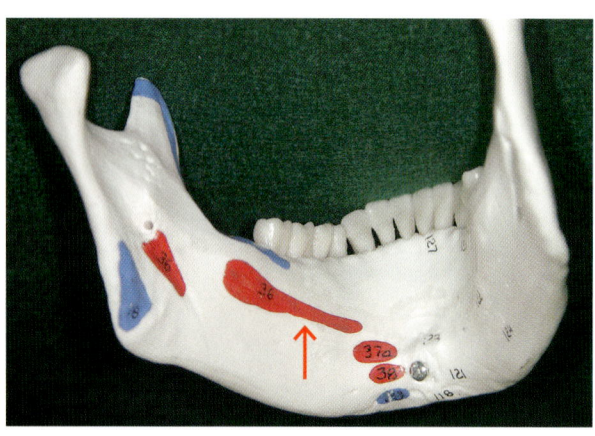

図 1-5-12a　顎舌骨筋付着部の下方面観。

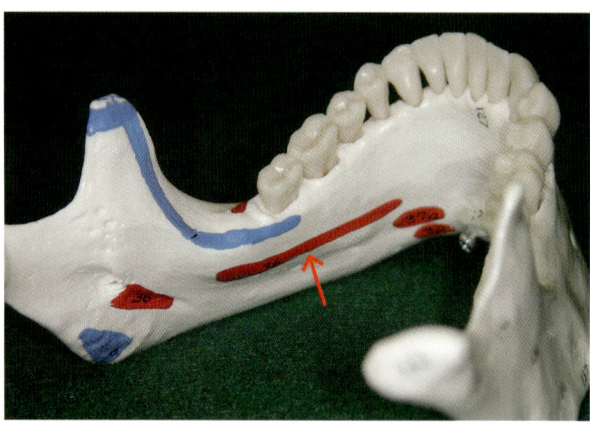

図 1-5-12b　顎舌骨筋付着部の後方面観。下方面観と比較すると、アンダーカットが存在し、下方に骨がないことが確認できる。

⑥器具は何を揃えるのか？─手の延長としての手術器具─

　インプラント手術をよどみなく行うには、使いやすい手術器具の選択が必要です。決してたくさんの器具は必要ありませんが、自分の手になじんで使いやすい器具を使用することによって手術をストレスなく進めることができ、かつ手術技量の向上にもつながります。器具を揃えるということは手術をシミュレートするということであり、手術内容の理解が深まります。これによって手術中の臨機応変な対応も可能となります。

Q 1-6-1　必要な外科処置用器材は？

A 1-6-1
　最低限度必要な器材を以下に挙げます。
1．ミラー　　　　2．ピンセット　　　3．替え刃メスホルダー
4．骨膜剥離子　　5．持針器　　　　　6．抜糸鋏
7．針、糸　　　　8．替え刃メス　　　9．サージカルモーター

Q 1-6-2　各器材はどのように選ぶのですか？　その1・ミラー

A 1-6-2
　ミラー（図1-6-2 a、b）は通常の歯科診療用で問題ありません。表面鏡のものは像がはっきりする反面、多少暗い傾向がありますので、自院の照明環境にあわせて選択してください。

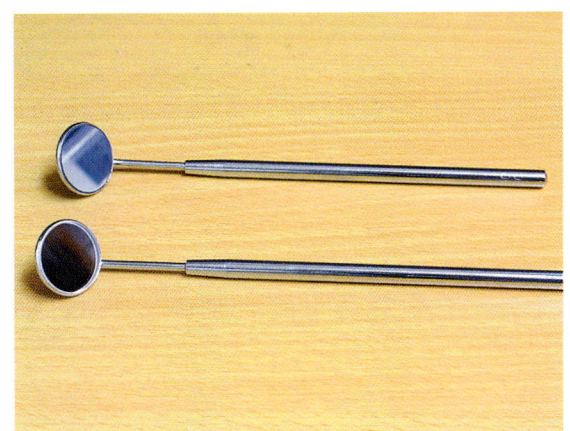
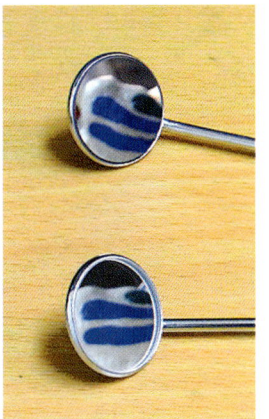

図1-6-2 a、b　各種ミラー（上：表面鏡、下：ガラス鏡）。

●第1部

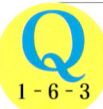
各器材はどのように選ぶのですか？　その2・ピンセット

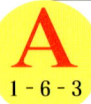
通常の歯科用ピンセットに加えて、有鈎、アドソン型などを併用すると良いでしょう(図1-6-3)。通常のピンセットで粘膜を把持すると組織が挫滅しますので、把持の必要がある場合は有鈎ピンセットを用いてください。

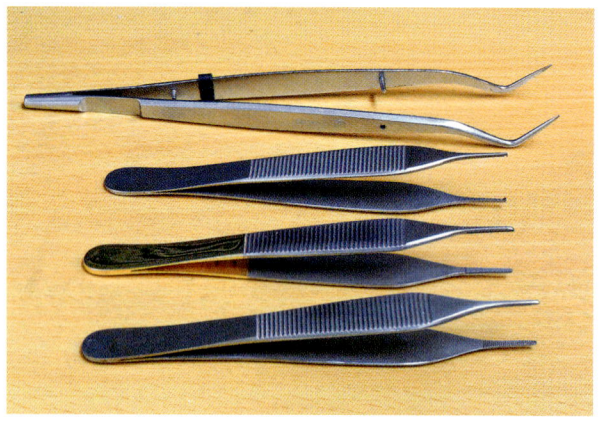

図1-6-3　歯科用ピンセット、有鈎アドソン、タングステンチップ入り無鈎アドソン、無鈎アドソン(上から)。

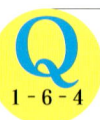
各器材はどのように選ぶのですか？　その3・替え刃メスホルダー

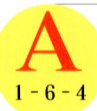
替え刃メスホルダー(図1-6-4)には標準的な平型のもののほかに、ペンホルダーグリップがしやすい円断面のものもあります。角度をつけて刃を固定できるものなどがありますが、最初は直線のものを使用してください。

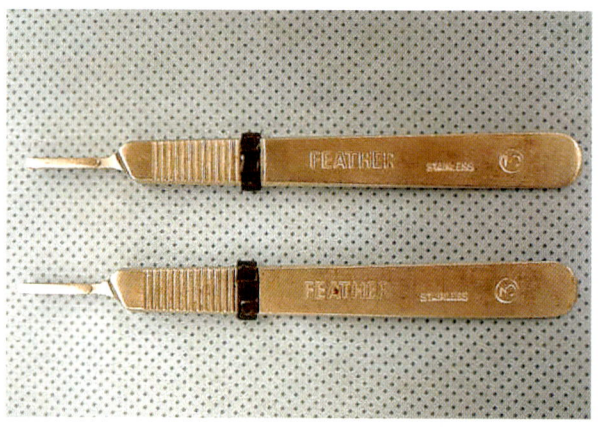

図1-6-4　筆者らが使用している替え刃メスホルダー(フェザー安全剃刀㈱製)。

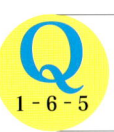

Q 1-6-5 各器材はどのように選ぶのですか？ その4・骨膜剥離子

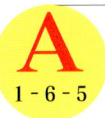

A 1-6-5

骨膜剥離子(図1-6-5a、b)は先端の大きさ、形状ともにさまざまで、好みが分かれる機材です。使いやすいと思ったものを使用してください。筆者らの好みは断面がカマボコ型で、先端が半円のものですが、尖った形状で反りがついたものを好む先生も多いようです。繊細な作業を行うためにペリオトームを応用する先生もいます。

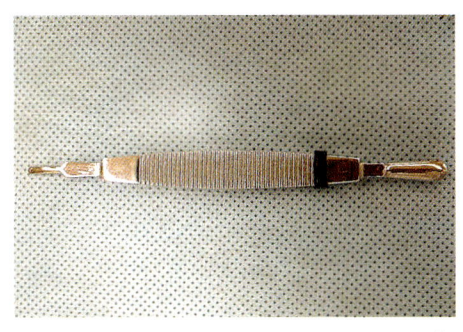

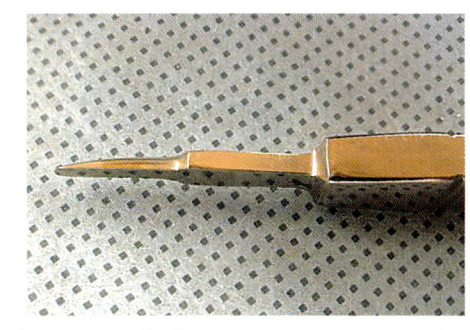

図1-6-5a、b 筆者らが使用している骨膜剥離子(三東医科工業製)。　　a|b

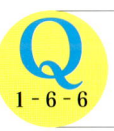

Q 1-6-6 各器材はどのように選ぶのですか？ その5・持針器

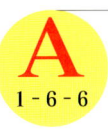

A 1-6-6

持針器はヘガール型とマチウー型(図1-6-6)の2種類が主流で、繊細な部位にはカストロビージョ型が好まれます。両者はもち手のデザインが異なります。マチウー型は手掌で握るために安定感があるのに対して、ヘガール型は細くて操作性が良いという先生もいます。

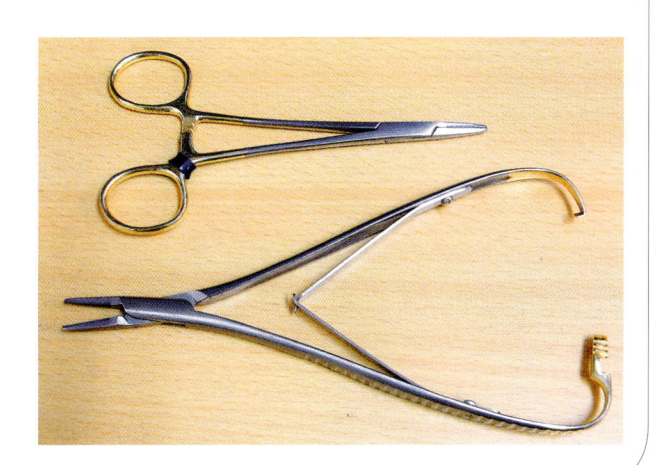

図1-6-6 上：ヘガール型持針器、マチウー型持針器(オットーライビンガー)。

●第1部

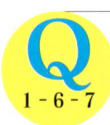

Q 1-6-7 各器材はどのように選ぶのですか？ その6・抜糸鋏

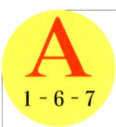

A 1-6-7 抜糸鋏（図1-6-7）には先端が尖ったものと、丸くなった玉付きがあります。中間欠損などで使用するには、尖ったタイプのほうが使いやすいでしょう。

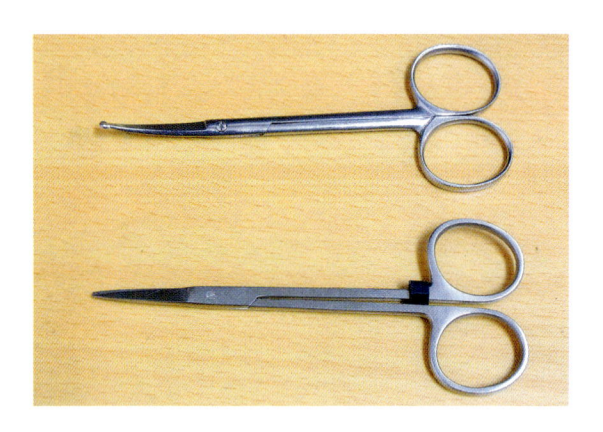

図1-6-7 玉付き曲抜糸鋏（上）、直抜糸鋏。ほかにも玉付き直や曲抜糸鋏など、さまざまな組み合わせがある（メディックスジャパン）。

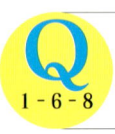

Q 1-6-8 各器材はどのように選ぶのですか？ その7・針、糸

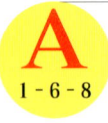

A 1-6-8 現在は針付き糸が中心で、針と糸が別のものは少ないようです（図1-6-8a〜c）。しかしながら、骨移植やメンブレンを併用する場合はGTR法と同様に、針と糸が別のものを使用するほうがきれいに仕上がります。基本的に針糸別のものより針付き糸のほうが、角針より丸針のほうが、刺入点が小さく侵襲が小さいです。しかしながら、線維化した厚い粘膜のように堅い組織には、逆角針のほうがかえって侵襲が小さくなります。

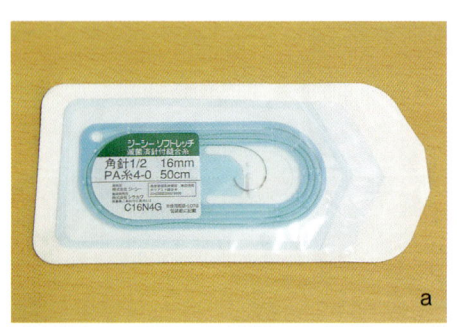

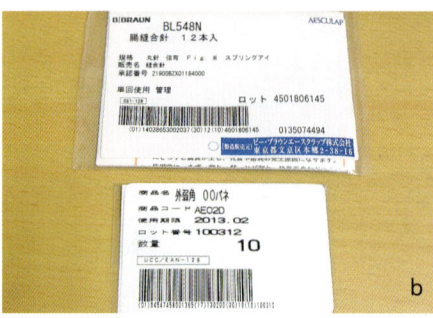

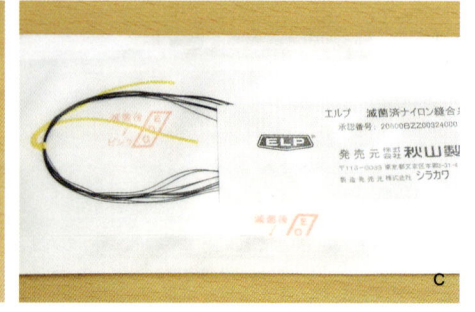

図1-6-8a〜c a：針付き糸（GC）。b：丸針（ビー・ブラウンエースクラップ）、逆角針（秋山製作所）。c：針なしの糸（秋山製作所）。

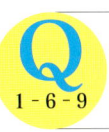

Q 1-6-9 各器材はどのように選ぶのですか？ その8・替え刃メス

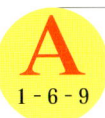

A 1-6-9

替え刃メスには No.11、No.12、No.15（図1-6-9）が主に使用されます。それぞれ a,b,c などのタイプがありますが、通常は No.12a、No.15a で十分足ります。No.12b は中間欠損において追加しておくと便利ですが、No.12c は両刃のために、事故を起こさぬよう十分注意が必要です。

No15c は刃が多少細いため、同じく中間欠損などで好まれます。

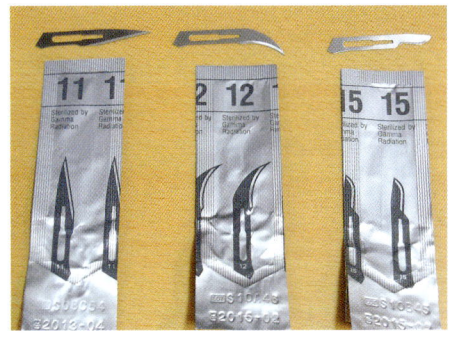

図1-6-9　No.11、No.12、No.15（左から）。

Q 1-6-10 各器材はどのように選ぶのですか？ その9・サージカルモーター

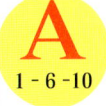

A 1-6-10

サージカルモーター（図1-6-10）は骨切削に際して必要な機材です。ユニットのモーターはトルク不足なだけでなく、冷却エアーの吹き出しのため術野の汚染や気腫の発生のおそれもあります。自動注水の可否、ライトの有無、フットコントローラーによるトルクや回転数の調整の可否などで価格が大きく変動します。目的に合わせて選んでください。

自動注水はほとんどのメーカーの製品が対応していますが、注水ラインがディスポーザブルであるか、最低でも滅菌可能なものを選ぶべきです。ヘッド部のライトは、自院の照明環境を考えて必要か否か判断してください。大型の無影灯などがある施設であれば、口腔内もかなり明るくなりますが、ユニットの小型の無影灯だけの環境では、視野はかなり暗くなります。こういった場合、ヘッド部のライトの存在はかなり有用です。マイナーオーギュメンテーションなど、少し高度な処置を行うのであれば、回転数の上下や注水の有無、正逆回転のコントロールを行うことが多いため、フットコントローラーによるコントロールができるとたいへん便利です。

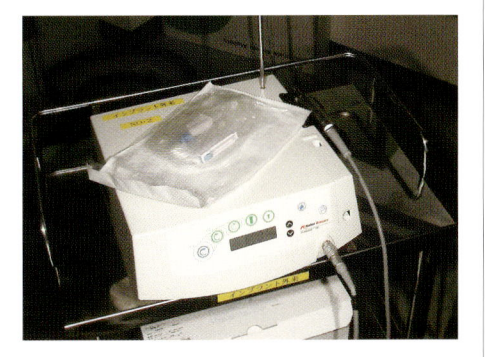

図1-6-10　サージカルモーター。

● 第1部

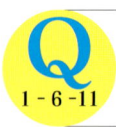

Q 1-6-11 ほかに用意しておくと便利な器材はありますか？

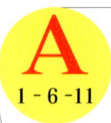

A 1-6-11 平頭充填器、スプーンエキスカベーター、ポケット探針、平行測定器、ダッペングラス、シャーレ、破骨鉗子などがあると便利です。

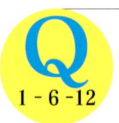

Q 1-6-12 これらの器材は何に使うのですか？ その1・平頭充填器、スプーンエキスカベーター

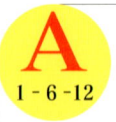

A 1-6-12 平頭充填器やスプーンエキスカベーター（図1-6-12a、b）は小型の骨膜剥離子として活用しています。

また、移植骨を移植部位に填入する際も使用します。

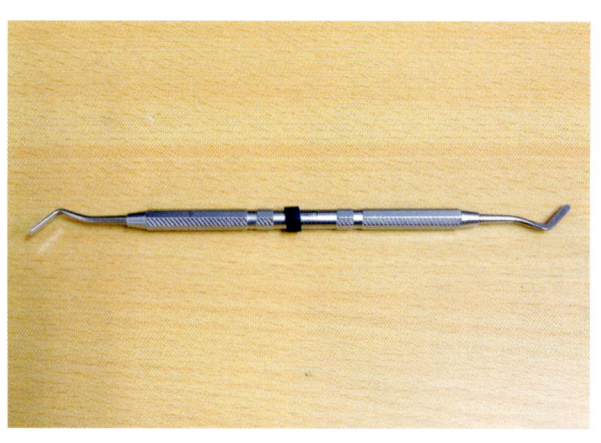

図1-6-12a 平頭充填器。写真左の頭部は骨膜を手前側に剥離する際に有用（YDM）。

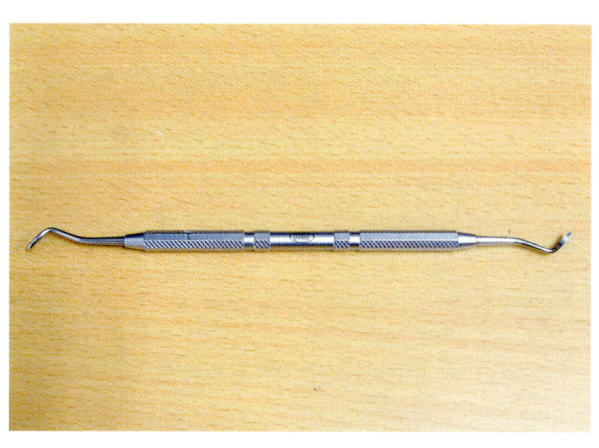

図1-6-12b スプーンエキスカベーター。刃先を砥石などで多少鈍磨させると粘膜の侵襲を避けられる（YDM）。

スムースなインプラントの導入

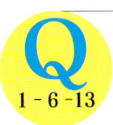

Q 1-6-13 これらの器材は何に使うのですか？ その2・ポケット探針

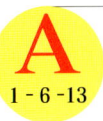

A 1-6-13

ポケット探針(図1-6-13)はインプラント埋入位置の決定時など、長さを計測する必要がある際に有用です。また、定規のような役割も果たすことができるため、直線の基準にも使用可能です。

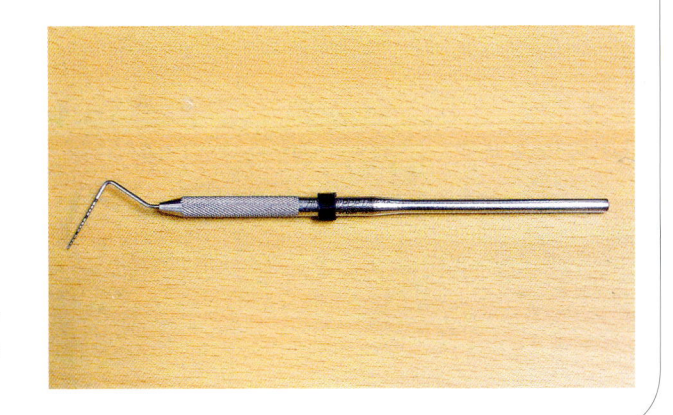

図1-6-13 筆者らが使用しているポケット探針の1例。1mm刻みの目盛りがあると使いやすい(ヒューフレディ製)。

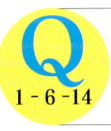

Q 1-6-14 これらの器材は何に使うのですか？ その3・平行測定器

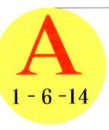

A 1-6-14

平行測定器(図1-6-14)はポケット探針が入りにくい場所にノギスとして使用すると便利です。臼歯部において、天然歯−インプラント間の距離や、インプラント間の距離を計る場合などは、ポケット探針より平行測定器のほうが有用です。

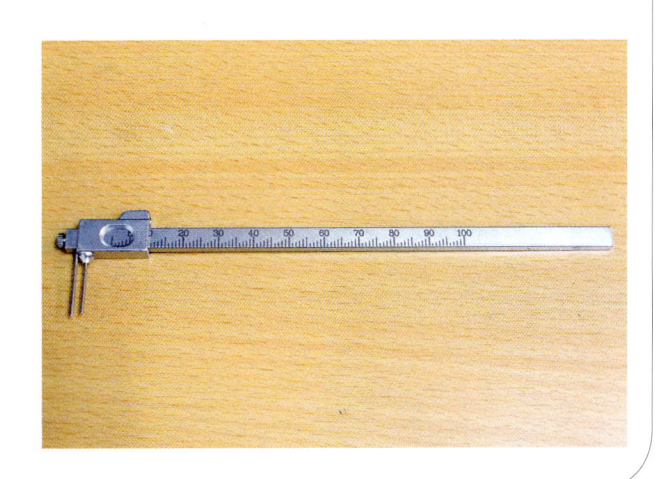

図1-6-14 筆者らが使用している平行測定器。プローブ部分が接触し、0mmまで計測可能なものもある(YDM)。

●第 1 部

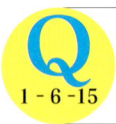

Q 1-6-15 これらの器材は何に使うのですか？ その4・ダッペングラス、シャーレ

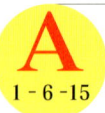

A 1-6-15 ダッペングラス(図1-6-15)やシャーレはマイナーオーギュメンテーションなどを行うことを前提とする場合は、採取骨を保管する目的で使用します。一般にステンレス製が使用されますが、チタン製ですと、微量の金属のコンタミネーションが発生するリスクを軽減できます。

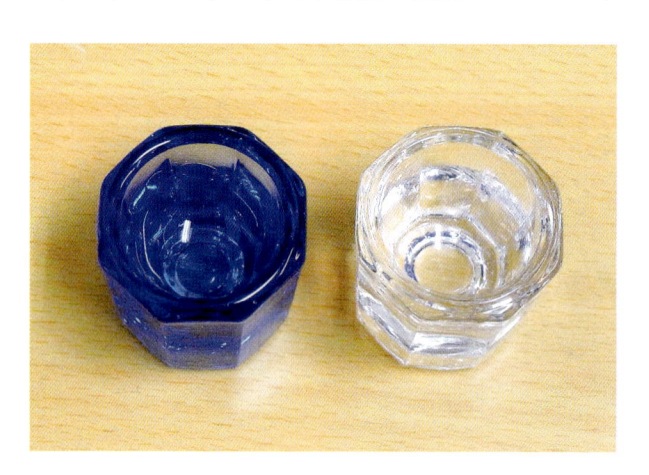

また、ガラス製の場合、移植骨に血液を混和した際に速やかに凝固するため、操作性が良好です。

図1-6-15 筆者らが使用しているダッペングラス。透明ないし乳白色のものが内容物を確認しやすい。

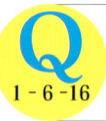

Q 1-6-16 これらの器材は何に使うのですか？ その5・破骨鉗子

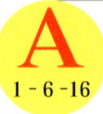

A 1-6-16 破骨鉗子(図1-6-16)は骨移植における採骨などで必要になります。上顎結節などではこれだけで骨採取が完了します。下顎の皮質骨を砕く場合にも、流用可能です。

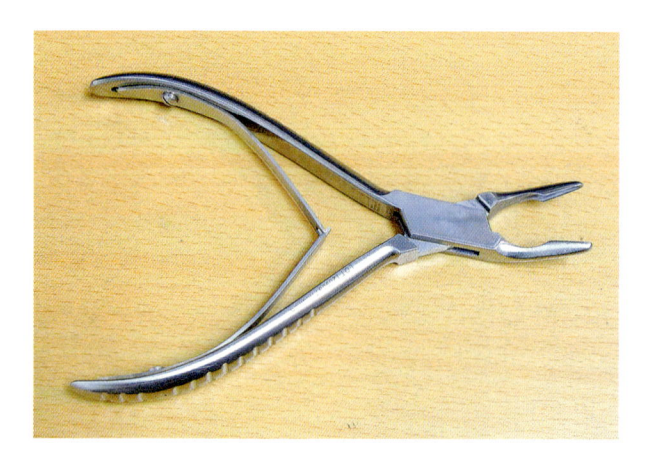

図1-6-16 先端部が細めの破骨鉗子。強度と先端太さは比例するため下顎の皮質骨を砕く場合は、より太いもののほうが有利である(YDM)。

⑦滅菌操作はどこまで必要か？―基本にして安心をもたらす操作―

前述したようにインプラントは自立的な回復に乏しい器官です。そこでインプラント治療を成功に導くためには、隙のない手術環境を十分に整えておく必要があります。滅菌的な環境は手術の際に必要不可欠と言っても良いでしょう。滅菌的な環境を整えることによって手術中の操作にも余裕が生じてきます。滅菌操作の認識はコデンタルスタッフにも十分周知させておく必要があります。

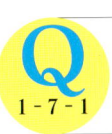

Q 1-7-1 機材の滅菌はどのようにしたら良いのでしょうか？

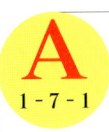

A 1-7-1

$SAL10^{-6}$に準拠して滅菌を行い、無菌操作を行うべきです。滅菌の基本は洗浄です。ここで$SAL10^{-6}$という言葉を説明します。$SAL10^{-6}$は滅菌の規格ですが、1滅菌バック内などの1単位あたりの微生物の生残確率を100万分の1にまで減少させるという意味です。歯科におけるオートクレーブ滅菌などのエネルギー量、すなわち温度と時間は、この規格に基づいて決定されており、スタート時に100万の微生物が存在した場合を想定して$SAL10^{-6}$を満たすことができるように設定されています。つまり、滅菌前に100万以上の微生物が存在した場合、確率的には$SAL10^{-6}$が満たされていない可能性があります。グラム単位の汚染が存在した場合は、生残微生物の存在確率は100%にかぎりなく近づきます。さらに、機材表面にタンパクが付着していた場合、滅菌のエネルギーは表面のタンパクの変性に消費され、その奥に存在する微生物まで到達しません。そのため、事前に超音波などを併用したていねいな洗浄を行い、菌体数を減少し、タンパクを除去してから滅菌を行ってください。

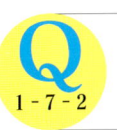

Q 1-7-2 滅菌環境をどのようにしてつくったら良いのでしょうか？

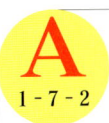

A 1-7-2

滅菌グローブ、ガウン、オイフは最低限用意するべきです。いくら機材を滅菌しても、周囲の環境が汚染していた場合は、まったく意味をなしません。そのためには、滅菌グローブとガウン、オイフを用いて滅菌環境を確立し、手術を行うべきです。大切なのは、「滅菌の鎖」を断ち切らないことです。無菌操作は、一度どこかで汚染が発生すると、その後でどんなにていねいに無菌操作を行ったとしても、その汚染が残り続けます。一度断ち切れた「滅菌の鎖」は、再滅菌を行わないかぎり、つながることはありません。

●第1部

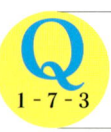

Q 1-7-3 ガウンはどのように着るのですか？

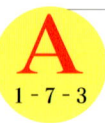

A 1-7-3

　ガウンの装着は**図1-7-3a～g**のように行います。ガウンの装着後にグローブをはめてください。グローブ装着は、もっとも基本的な無菌操作でありながら、適切な操作ができていない例が見受けられます。

　スタッフなどに装着方法を理解させるために有用な手法として、練習用に清潔域を水ないし油で濡らしたグローブを用意して訓練する方法があります。この方法で、手指などを濡らすことなくグローブを装着できるまで練習します。

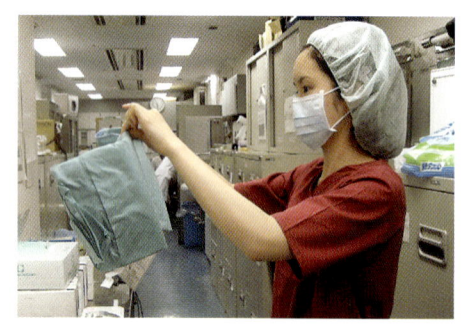

図1-7-3a　ガウンは裏地のみを触り、表には決して触れない。

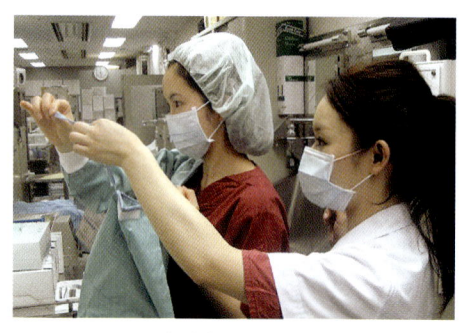

図1-7-3b　介助者に首紐をあずける。

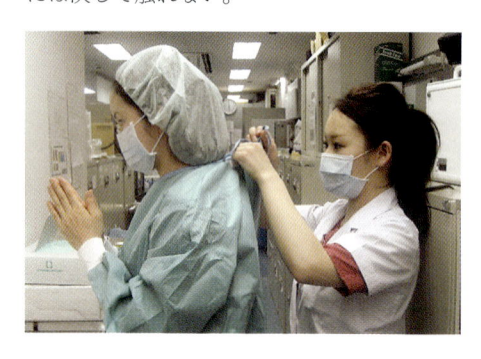

図1-7-3c　背面の裾のみを操作して着せてもらう。

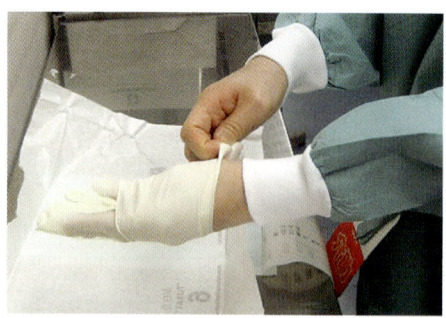

図1-7-3d、e　腰紐を結ぶ前にグローブを装着する。表地には素手で触れず、裏地にはグローブ面を触れさせない。

d|e

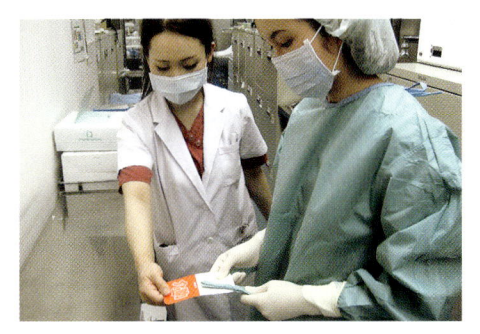

図1-7-3f　腰紐を介助者にあずける。

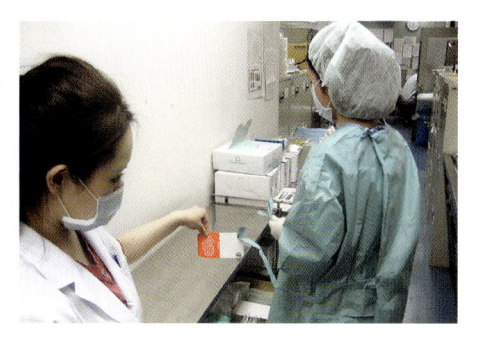

図1-7-3g　反時計回りに回転し、腰紐を受け取り結ぶ。

参考文献

1. 菅野太郎，中村圭祐，林　栄成，猪飼紘代，弘岡秀明，木村幸平：はたして歯周病患者にはどのような補綴方法が有効か？― Part 1：歯周病患者に対するインプラント治療の文献 Review ―．補綴誌．52．2008．135-142．

2. 菅野太郎、中村圭祐、林　栄成、猪飼紘代、弘岡秀明、木村幸平：はたして歯周病患者にはどのような補綴方法が有効か？― Part 2：歯周病患者に対する RPD・FPD 治療の文献 Review と臨床的示唆(RPD vs. FPD vs. Implant)―．補綴誌．52．2008．143-149．

> 滅菌的な環境は術者に余裕を与えます。また滅菌操作は歯科医師だけでなく、コデンタルスタッフにも理解をもってもらうことが大切です。

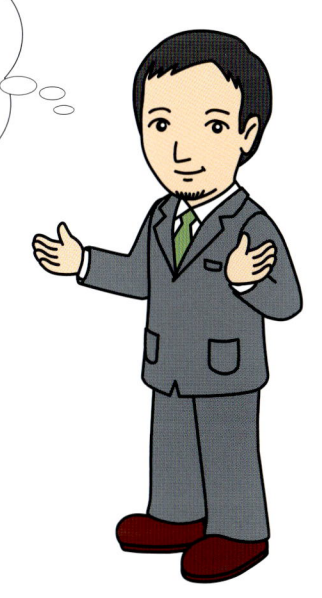

第2部 満足のいく結果の提供
―補綴そしてメインテナンス―

①何を考えて治療を計画するか？―結果を考慮した治療計画―

　インプラントは学際的(Interdisciplinary)な領域であるといわれます。これは、インプラントの処置を完了させるために口腔外科学、補綴学、歯周病学などの各種分野の手法が必要というだけでなく、これらの手法が相互に影響し合って総括的な結果を生み出すからです。

　より効率的に、より効果的に成果をもたらして患者さんに満足していただくためには患者さんの希望を正確に把握するとともに結果にいたる正しい道筋を考える必要があります。

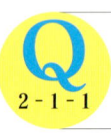

Q 2-1-1 患者はどういうところに不満をもちますか？

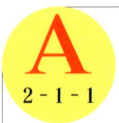

A 2-1-1 　インプラント治療の結果に患者さんが不満をもたれることは少なくありません。例を挙げると、治療期間の長さ、上部構造の脱離、上部構造の破折、食片圧入、食片滞留、発音障害、咬頰、咬舌、審美的不満、清掃性不良、インプラント周囲炎などがあります。治療計画は、これらの不満を最小限に抑えることができるようにゴールを見据えて立案する必要があります（図2-1-1）。

患者の不満	関連する治療計画
治療期間の長さ	治療計画、ローディングプロトコール
上部構造脱離	連結、固定方法、セメントの選択
上部構造破折	素材（メタル、ポーセレン、ハイブリッド）
食片圧入、滞留 発音障害 咬頰、咬舌 審美的不満 清掃性不良	可撤性補綴物か固定性補綴物か テンポラリークラウンの使用 リップサポート獲得、技工士との連携
インプラント周囲炎	メインテナンス、リコール

図2-1-1 患者の不満と、それに関連する治療計画。

Q 2-1-2 どうすれば不満が起こらないようになりますか？

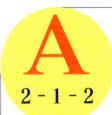

A 2-1-2　治療期間の長さを解決するには、綿密な治療計画の立案とローディングプロトコールの検討が必要です。治療期間を短くしようとして無理に立てた治療計画は、結果として治療期間の延長を引き起こします。治療が後戻りしないよう効率的な治療順序を考慮することが必要です。

　上部構造の脱離の予防のためには、クリアランス量の確認、咬合状態の確認、補綴物の連結、スクリュー固定やセメント固定などの固定方法の選択、セメントの選択、アバットメント形態の適正化が必要です。

　また上部構造破折の予防には、患者がブラキサーであるかの確認、メタル、ポーセレン、ハイブリッドレジンなどの咬合面素材の検討、適切な咬合調整、さらに場合によってナイトガードの着用が必要です。

　食片圧入、食片滞留、発音障害の解決には、テンポラリークラウンの使用によるオーバージェット、オーバーバイトを含んだ補綴物外側形態の検討、インプラント周囲粘膜形態の調整、隣接コンタクトの調整さらに有床の可撤性補綴物の適用の検討などを行うべきです。

　咬頰、咬舌に対してはテンポラリークラウンの使用、経過観察、修整による形態の最適化を行いつつ患者に対する適切な説明やリハビリテーションに対する協力を求める必要があります。

　審美的不満の解決にはテンポラリークラウンでの十分な調整と確認、参考模型や口腔内写真を使用した技工士との適切な連携、すなわち情報の伝達と共有が必須です。しかし、審美的問題は歯冠と顎堤との不調和あるいは歯冠とインプラント周囲粘膜との不調和といったインプラントの埋入位置や埋入方向に起因することが多く、診断や埋入手術での注意がまず必要となります。

　インプラント周囲炎は、インプラントの予後を脅かす不可逆的かつ重大なトラブルです。この予防には適切なメインテナンスとリコールプログラムの設定が必要となります。それと同時にインプラント手術前の歯周治療の完了と良好な状態の継続が重要です。

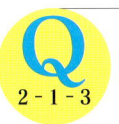

Q 2-1-3 口腔の変化に対応した長期的な治療計画はどのように立てますか？

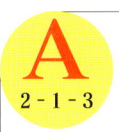

A 2-1-3　インプラント治療がいったん終了した後に、ほかの部位に欠損が生じて口腔内に変化が生じることがあります。その際に、原則として、インプラントを通常の可撤性義歯の鉤歯にすることはできません。

　また、後述するように天然歯との連結も原則不可能です。したがってインプラントの隣在歯

●第2部

が欠損した場合、同部位の補綴は延長ブリッジが適応となるわずかな例外を除くと、インプラントに限定されてしまいます。そのためにとくに隣在歯の予後に関しては慎重に判断してください。

患者の主訴の部位だけでなく、他部位のリスクも評価し、追加埋入の可能性も含んだ補綴物の設計を十分説明し、理解してもらうことが必要です（図2-1-3a、b）。

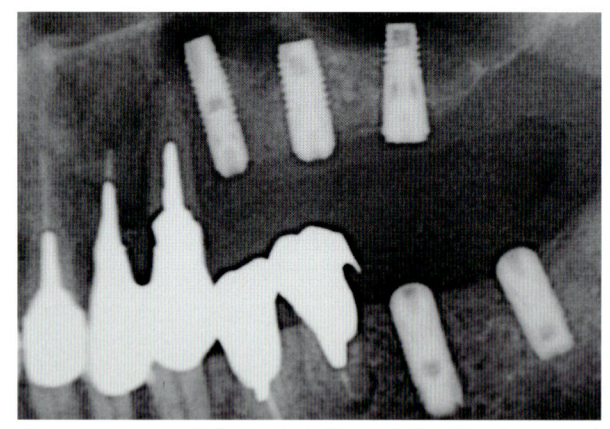

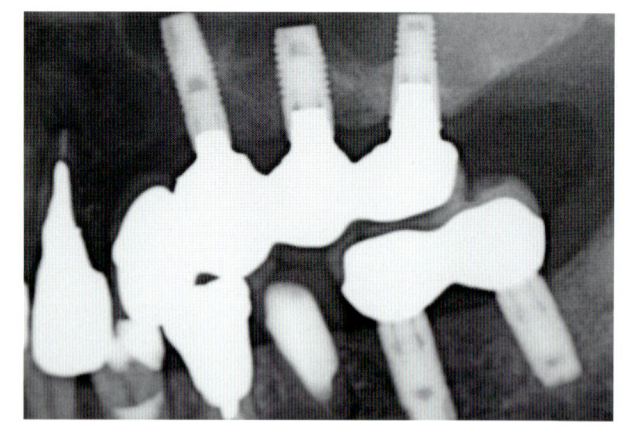

図2-1-3a、b　患者は、左上第二小臼歯、第一大臼歯にインプラントによる補綴処置を行った後、左上第一小臼歯が欠損した症例。全身疾患の問題で埋入が不可能となったため、延長ポンティックで対処したが、このような対応が可能な例は数少ない例外と考えるべきである。

a|b

> インプラント治療での患者さんの不満には、治療期間の長さ、上部構造の脱離や破折、食片の圧入・滞留、発音障害、咬舌、審美性・清掃性不良、インプラント周囲炎などがあります。

満足のいく結果の提供

②手術直後の不自由はどうするか？―手術後の暫間補綴物の効用―

インプラント治療は最終的な補綴物が完成するまでにほかの治療法より通常は長い期間を必要とします。治療期間中の患者さんの不便を極力少なくするためには暫間的な補綴物が望まれます。

とくに欠損範囲の広い患者さんには確実な対応が必要となります。ここでは手術直後に装着する暫間的な補綴装置について説明します。

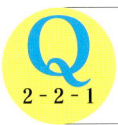

Q 2-2-1 暫間補綴物は必要ですか？

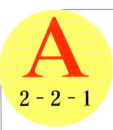

A 2-2-1 欠損形態にもよりますが、ほとんどの場合、必要であると考えてください。治療計画を立案する際は、さまざまな配慮が必要となります。インプラント治療は治療期間が長いため、欠損をそのまま放置すると、治療期間中にも隣在歯の傾斜、対合歯の挺出、残存歯に対する過重負担および、それにともなう残存歯の予後の悪化、たとえば、動揺度の増加や補綴物の脱離、ひいては残存歯の破折など、さまざまな不具合が生じます。そのため暫間補綴物が必要となります。

また、前述のように食片圧入、食片滞留、発音障害、咬頬、咬舌の予防、審美的問題の解決にも暫間補綴物は大きく貢献しています（図2-2-1a、b）。

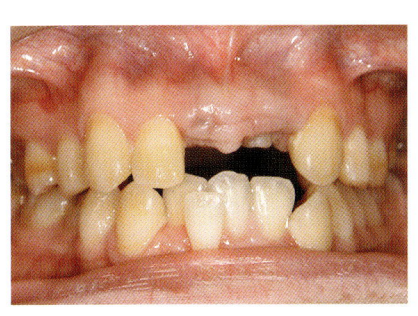

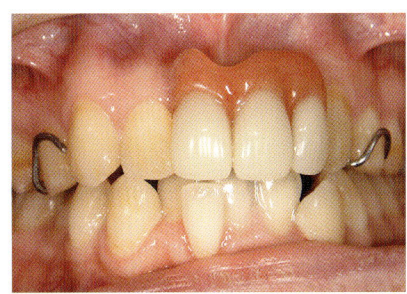

図2-2-1a、b　現行義歯を利用した暫間補綴。粘膜面との接触を避けるよう内面を調整。

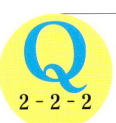

Q 2-2-2 暫間補綴物にはどのようなものがありますか？

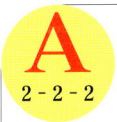

A 2-2-2 暫間補綴物には、インプラントに直接装着するいわゆるテンポラリークラウンとインプラントに維持を求めない床義歯があります。また、前歯部少数歯欠損症例では接着性レジンを使用してポンティックを両隣在歯に接着する方法が採られることもあります。

●第2部

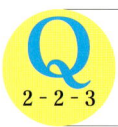

Q 2-2-3 現在使用中の義歯を暫間補綴物として使えますか？

A 2-2-3 暫間補綴物は、現在使用中の義歯をほとんどそのまま活用できる例もあります。しかし手術後はインプラントに力が加わらないように埋入部位の義歯粘膜面を大幅にリリーフする必要があるため、金属床義歯は利用できません。また、レジン床であってもメタルフレームや鉤脚部がインプラント埋入部位の顎堤上に配置されている場合は、リリーフが不可能となります。したがって、原則としてレジン床義歯を新作製したほうが有用と考えられます。いわゆるクラスプレスデンチャーも有効に使えます。

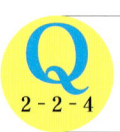

Q 2-2-4 手術後はいつから暫間補綴物として義歯やポンティックを装着できますか？

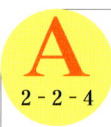

A 2-2-4 原則では有床義歯の場合、通例で術後2週間以降から装着できます。しかしその際は、後述する「埋入3～4週間後のもっとも荷重に対し弱い」時期に、床を通じて有害な力がインプラント体に及ばないよう、十分なリリーフや、軟性裏装材の使用などの配慮が必要です。

図2-2-4a、bは、ソケットリフトを併用してインプラントを埋入した後、早期に義歯を装着した患者に起きた、上顎洞内へのインプラント体迷入です。義歯による咬合圧がインプラント体迷入の一要因であったと考えられます。インプラント体に不用意な力が加わらないように万全の注意を払うべきです。ポンティックタイプの暫間補綴物は、粘膜に接触しないという条件で、術直後から装着できます。

しかし手術後に義歯装着を避けることは、審美、発音、咀嚼機能の面で患者にとってデメリットとなるだけでなく、先にも述べた過重負担による残存歯トラブルを生む可能性すらあります。そのため必要に応じて即時負荷なども視野に入れる必要もあります。

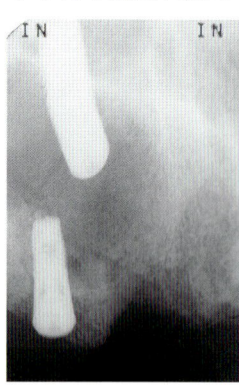

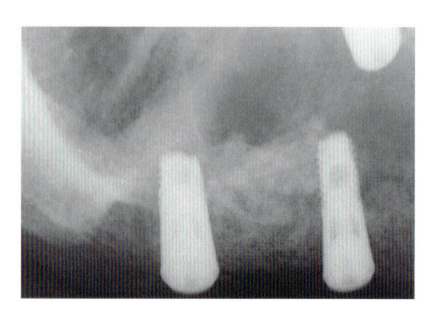

図2-2-4a、b　デンチャー装着によるインプラント体上顎洞内迷入写真。

③いつから咬ませていいか？―失敗しない補綴時期の選択―

インプラントを行うことによって新たな咬合を獲得することは、患者さんがもっとも望んでいることのひとつです。また、新たな補綴物を装着することによって審美的な満足も加わることとなります。その時期が早いほど患者さんの喜びは大きくなることでしょう。

しかし、インプラントに荷重を加える時期によってインプラントの成功が左右されることがあります。ここではまずインプラントに力を加える時期について解説します。それから、なるべく早くにしかも安全に咬合を付与するために考慮すべきことを説明します。

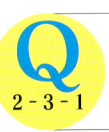

Q 2-3-1 補綴作業はいつから始めますか？

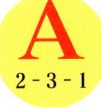

A 2-3-1

補綴時期あるいは荷重時期は**表2-3-1、2**にしたがって症例ごとに判断します。しかし早期荷重では埋入後6〜8週時点での荷重は支持されていますが、埋入後2〜6週時点での荷重はリスクが大きいとみなされています。

いずれの症例も骨増生処置が行われていたり、顎機能障害を有している場合は通常荷重が推奨されます。

表2-3-1　荷重時期の分類

	即時荷重	早期荷重	通常荷重
Cochrane Review (2007)	埋入後1週以内	1週〜2ヵ月	2ヵ月以降

表2-3-2　文献的支持の有無

	即時荷重	早期荷重	通常荷重
上顎無歯顎固定性	あり	あり	あり
上顎無歯顎可撤性	なし	なし	あり
上顎臼歯部部分欠損固定性	なし	あり	あり
下顎無歯顎固定性	あり	あり	あり
下顎無歯顎可撤性	あり	あり	あり
下顎臼歯部部分欠損固定性	あり	あり	あり

●第2部

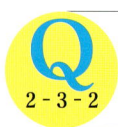

Q 2-3-2 補綴時期としてもっともリスクが高いのはいつ頃ですか？

A 2-3-2　もっとも注意が必要なのは「埋入3〜4週間前後の補綴」です。即時荷重の症例では、術後1ヵ月前後でのインプラントの脱落が報告されています。トラブルは埋入3〜4週間前後に集中しており、この時期がもっとも荷重に対してセンシティブであるとされています。

　また、インプラントにかかる力は主に垂直的荷重、水平的荷重、回転的荷重に分類されますが、このなかでは回転力にもっとも弱いとされています。よって、この時期におけるアバットメント締結などの回転力のかかる操作は避けたほうが良いでしょう。

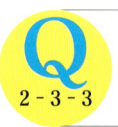

Q 2-3-3 なぜ埋入3〜4週間前後がもっともハイリスクなのですか？

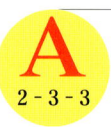

A 2-3-3　総合的なインプラントの安定性は、母床骨（既存骨）によって得られる初期固定と、新生骨によって得られるオッセオインテグレーションの双方を足したものです。

　埋入3〜4週間前後の時期は既存骨の吸収が継続しているために、既存骨による初期固定が失われつつある時期です。その一方でこの時期では、新生骨の添加は進み始めているものの、その石灰化は未だ不十分でオッセオインテグレーションの強度はまだ低い時期です。

　そのため埋入直後と比較しても、また、4週間目以降と比較しても、この時期の総合的な安定性は低くハイリスクな時期であると考えられます（図2-3-3）。

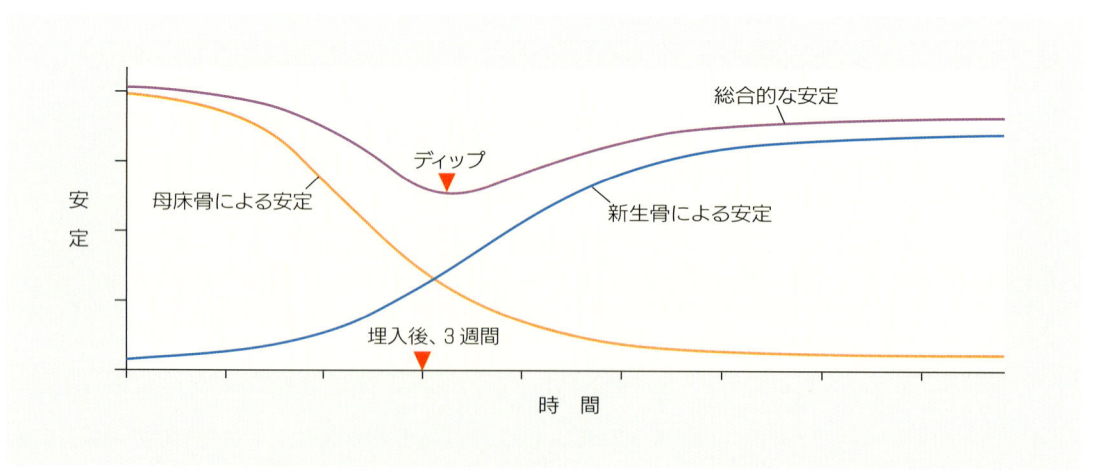

図2-3-3　インプラントの安定性と経過時間の概念図。

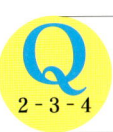

Q 2-3-4 オッセオインテグレーションはどのようにして確認するのですか？

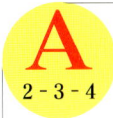

A 2-3-4

オッセオインテグレーションを確実に検査できる方法はまだありません。インプラントの安定性を検査するために、X線写真、打診音、動揺度測定装置(ペリオテスト®)、共鳴振動周波数分析装置(オステル®)などが使用されています。

しかしX線写真と打診音による検査は主観的あるいは経験的な要素が多いために十分なオッセオインテグレーションの確認は困難です。また動揺度測定装置と共鳴振動周波数分析装置からは客観的な値が得られますが、値の解釈は絶対的と言い難くオッセオインテグレーションの完全な確認はやはりできません。

このなかでは打診音の検査が簡便かつ実利的と考えられます。残存天然歯の打診音と比較してやや高めの金属音の場合にはオッセオインテグレーションしている可能性が高いですし、残存天然歯と動揺の低めの打診音でしたらオッセオインテグレーションしていないと判断して良いでしょう。

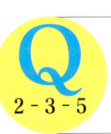

Q 2-3-5 オッセオインテグレーションが疑われる場合はどうすれば良いでしょうか？

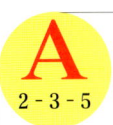

A 2-3-5

前項の打診音を考慮して状況を分類しましょう。まず、打診音が高いにもかかわらず力を加えた際にインプラントがスリップした場合です。この際には患者さんは疼痛を感じ、インプラント周囲に出血が生じることもあります。これは、インプラント周囲に骨が新生されているが、その石灰化が不十分なために過剰な力によってオッセオインテグレーションが破壊した状態と考えられます。

この時点でインプラント周囲は無菌的と考えられます。したがってインプラントをいくぶん締め直したうえで安静状態におき、再度治癒期間を設けることによって再オッセオインテグレーションの獲得が可能となります。

打診音が低いときにはインプラントと顎骨との間に軟組織の介在が考えられます。この際にはインプラントの動揺も確認します。

動揺がない場合にはインプラント周囲の新生骨の石灰化が不十分で打診音が低い可能性がありますので、治癒期間をさらに長く設けます。動揺が確認される場合には、インプラント周囲の骨形成がなくオッセオインテグレーションが獲得されなかったと考えられますので、インプラントの除去を考慮する必要があります。

●第2部

④どんなデザインの補綴にするか？─インプラント補綴設計での配慮─

　インプラント補綴の特徴のひとつは設計に大きな自由度があることです。通常の補綴では支台歯の配置などによって設計が制限されますが、インプラント補綴では支台、すなわちインプラントの配置は術者の裁量に委ねられるために自由度が生じます。

　翻って、これは埋入手術の段階から補綴を考えねばならないという新たな制約を発生させています。ここではインプラント補綴設計上の基本的な配慮を説明します。

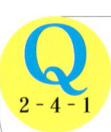

Q 2-4-1 複数歯欠損のときには要所にインプラントを埋入してブリッジタイプにするべきでしょうか？　それとも欠損歯数分埋入すべきでしょうか？

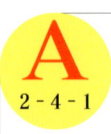

A 2-4-1
　ブリッジタイプの利点には、埋入位置の自由度が高いことがあります。たとえば|2 3 4欠損では、インプラントの根尖側が干渉して、インプラントが3本入らない場合もあります。そのような場合はブリッジタイプでの対応となります。また、インプラント間の骨を保存するためにはインプラントの間に十分な距離、臨床的には3mm以上を設けて十分な骨の量を確保することが必要です[1]。ポンティックを利用して歯頸線の左右対称性を演出できるなどの、審美性追及に有利なこともブリッジタイプの利点です（図2-4-1a、b）。

　ブリッジタイプの欠点としては、ポンティック下部への食片の侵入、清掃性の悪化、発音障害のリスクなどが挙げられます。とくに前2者の問題点はインプラント周囲炎につながる可能性があるので、清掃性に十分配慮した設計を行わなければなりません（図2-4-1c、d）。

　骨の高径が少ない場合には、ブリッジタイプにして支台数を少なくするより、ショートインプラントを残存歯数分埋入して予知性を向上させるといった配慮も必要です（図2-4-1e）。

図2-4-1a、b　審美部位にブリッジタイプを適応した症例。

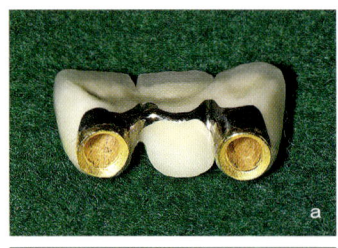

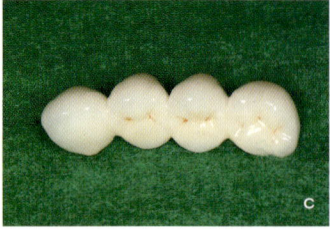

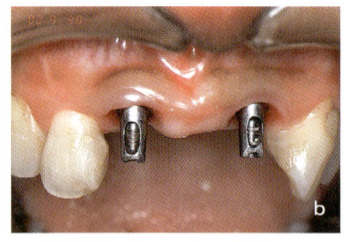

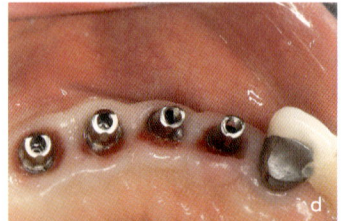

図2-4-1c、d　インプラントを欠損歯数使用した症例。

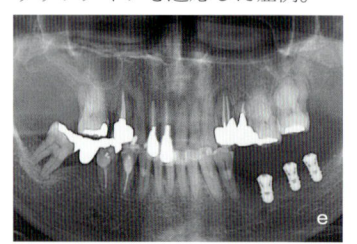

図2-4-1e　ショートインプラントを複数使用した症例。

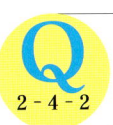

Q 2-4-2 インプラントを複数本埋入した際は、上部構造は連結すべきですか？

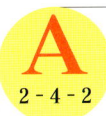

A 2-4-2 　一般的には連結するほうが有利と考えられています。連結冠の利点は、連結されたインプラント同士がお互いに回転防止として働くために、インプラントにとってもっとも危険とされる回転応力に対処できることです。また、上方からの食片圧入を防ぐことができることも利点です。

　連結冠の欠点は、補綴物に高い精度が要求されることです。とくにスクリュー固定でロングスパンや多数歯連結の場合には、技工操作がかなり煩雑となる可能性があります。適合精度が不良だと、スクリューの締め込みによって非常に強い力がインプラントに加わるおそれがあるために、上部構造の破折やオッセオインテグレーションの崩壊を導く可能性があります。さらに、フロスを通すのが困難となることが多いため、鼓形空隙の清掃性が不良になることもあります。

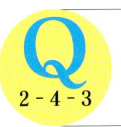

Q 2-4-3 インプラントと天然歯との連結は可能ですか？

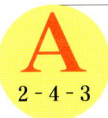

A 2-4-3 　原則としてインプラントと天然歯との連結は行いません。天然歯は歯根膜をもっているために生理的な動揺を有し、咬合力が加わった際に、その力に対し非線形に沈下することで応力を発揮して咬合力を受け止めます。

　これに対して、インプラントは骨と直接接触するために、咬合力を受けた際のわずかな沈下量で十分な応力が発生します[2]。この違いにより、連結された天然歯は、インプラントに対して長いカンチレバー構造のポンティックのように作用すると考えられます。

　インプラントと天然歯との連結の利点としては、インプラントの本数が少なくてすむために安価であるという点があります。しかしながら、それ以上の利点はほとんどなく適用は十分考慮する必要があります（図2-4-3）。

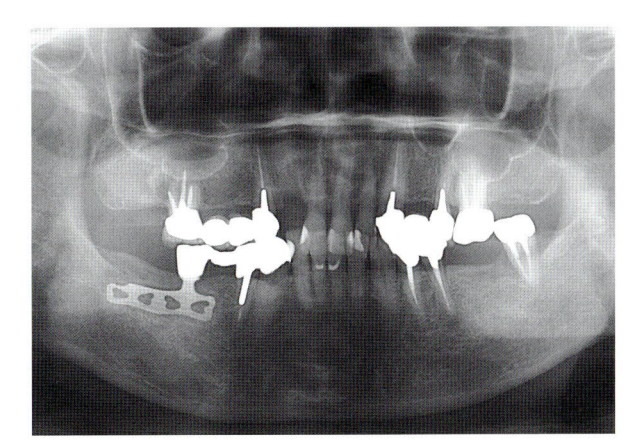

図2-4-3　ブレードインプラントと天然歯を連結した症例。患者さんはインプラント部の違和感を訴えていた。

● 第 2 部

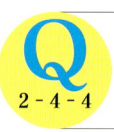

Q 2-4-4 有床可撤性補綴物の利点と適応は何でしょうか？

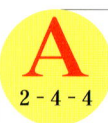

A 2-4-4　インプラント支持の有床可撤性補綴物は、固定性補綴物とは適応がまったく異なります。また、有床可撤性補綴物は固定性補綴物の廉価版ではなく、固定性補綴物より技術的に下位に位置するものではありません。有床可撤性補綴物は固定性補綴物よりコストと時間がかかることがしばしばあり、術者と技工士の双方に高い技術力が求められます。

　有床可撤性補綴物の利点は、顎堤の萎縮している症例でも適切な床を付与することによって審美性や発音の確保が可能となって適応症例が拡大する点です。また、インプラント本数の減少も可能であり、埋入手術時の侵襲も小さくなります。さらに、固定性補綴物では歯冠部の立ち上がる位置がインプラントの配置に大きく影響されるのに対して、有床可撤性補綴物では歯冠部が床から立ち上がるためにインプラントの配置と関係なく適正な配列が可能となります。

　なお、インプラント上部構造に相当するアタッチメントは、連結されたバーないしミリング構造のアタッチメントが推奨されており、そのほかのアタッチメントにおける予後については明確なエビデンスは存在しません（図 2-4-4 a、b）。

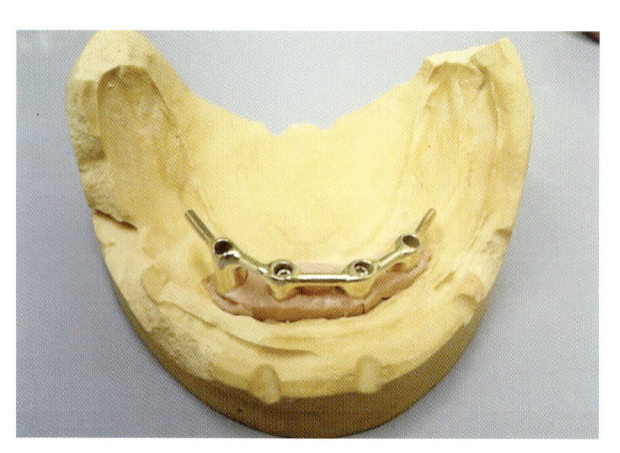

図 2-4-4a　インプラント支持オーバーデンチャーのバーアタッチメント。

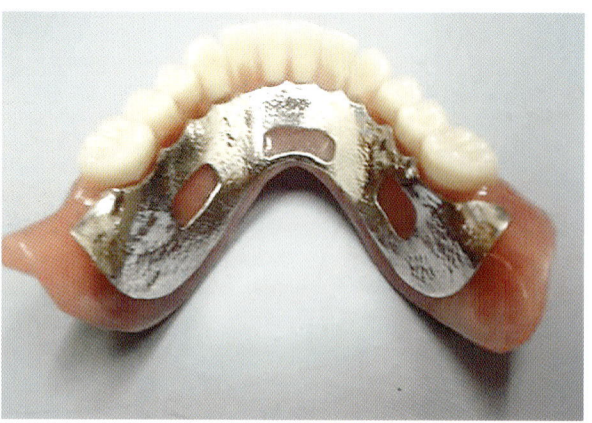

図 2-4-4b　インプラント支持オーバーデンチャー。破折防止のためのメタルフレームならびにアタッチメントを装着する際の作業用の窓明けが確認できる。

⑤どんな補綴を選ぶべきか？─多様性をもったインプラント補綴─

インプラントの補綴物には多くの対立軸が存在します。操作性に関しては可撤性か固定性か、固定法に関してはセメント固定かスクリュー固定か、使用材料に関してはメタルクラウンかセラミッククラウンかハイブリッドクラウンかなどの選択肢があり、多様性に非常に富んでいます。

それぞれの補綴物あるいは補綴法は各々利点と欠点をもっており、総合的に考慮することが求められます。インプラント補綴を実践するにあたっては、これらの論点を明確に整理したうえで補綴物の正しい適応を行う必要があります。

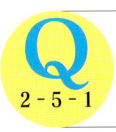

Q 2-5-1 有床可撤性補綴物の欠点は何でしょうか？

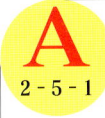

A 2-5-1

有床可撤性補綴物の欠点は床による違和感が解決できない点です。インプラント支持有床可撤性補綴物に使用されるアタッチメントは比較的高径が高いために通常の義歯より床が厚くなり、違和感が増加することがあります。さらに、床の内部がリリーフされるために義歯の構造が脆弱となって破損しやすくなります。

また、床のリリーフされた脆弱な部分にアタッチメントが装着されるため、同部にはさらに応力が集中します。そのためにインプラント支持の有床可撤性補綴物には十分な補強を行う必要があります。さらに、高い技工精度が要求されるために術者、技工士双方に十分な熟練が要求されます。

設計についても配慮が必要です。適切な支台間線を設定して回転沈下を許容する緩圧式の設計を行い、インプラントと顎堤粘膜への適切な荷重配分を考えなければなりません。床の適合を図って義歯の沈下量をできるだけ少なくする必要もあります。

また、定期的なメインテナンスの重要性は固定性補綴物以上となります。バーの粘膜面や歯根型アタッチメント周囲の清掃性は悪くインプラント周囲炎を引き起こす可能性があるために、十分なプラークコントロールを指導しなければなりません。

さらに、床の不適合はインプラントに対する過重負担の原因となるので、半年に一度はリライニングの必要性を検討する必要があります。加えてレジンの劣化が進むにつれて床の修理も必要となります。

有床可撤性補綴物は、いわゆる顎堤萎縮症例において、審美性ならびに発音を改善する目的で適応されるべき補綴物であり、顎堤萎縮症例における床の厚さを利用して、アタッチメントを義歯に内蔵し、十分な補強を行うというコンセプトで作製するべき補綴物です。

顎堤が十分に存在する症例においては固定性補綴物の適応を検討したほうが良いと考えられます。

● 第 2 部

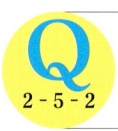

Q 2-5-2 固定性補綴物の利点と欠点は何でしょうか？

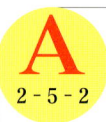

A 2-5-2　利点としては、床が必要ないことから補綴物が小さくなり違和感が少なくなることが挙げられます。先述の有床可撤性補綴物でも一部述べましたが、顎堤が十分に保存されている症例では、義歯床による発音障害や異物感がより強く感じられるため、そのような症例では固定性補綴物が適応となります。また、着脱の必要がないために患者さんの使い勝手も良好となります。

　欠点としては、可撤性補綴物と比較して多くのインプラントを埋入する必要があります。これは、補綴物がカンチレバー構造になることを避けるためです。

　顎堤ならびに骨量が不十分で、長いカンチレバー構造が避けられない場合は、可撤性補綴物が適応となります。また、固定性補綴物は基本的に歯冠部のみの再現しか行えません。顎堤の吸収によってフェイシャルサポートやリップサポートが不十分な症例あるいは歯冠の立ち上がり形態が不自然な症例には有床可撤性補綴物が推奨されます（図2-5-2a、b）。

　歯肉色レジンや歯肉色ポーセレンを顎堤相当部に応用することも可能ですが、自然感を得られにくいことがあります。また近年は要介護者の増加とともに自身で口腔清掃を行えない患者さんも増えています。そのような患者さんには可撤性補綴物を装着して介護者に清掃をゆだねることが望ましくなります。

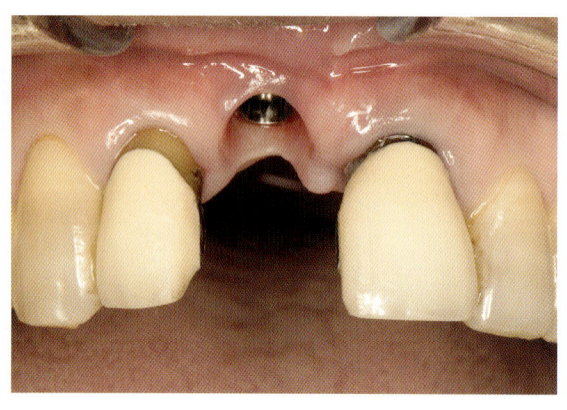

図2-5-2a　粘膜の退縮している症例。

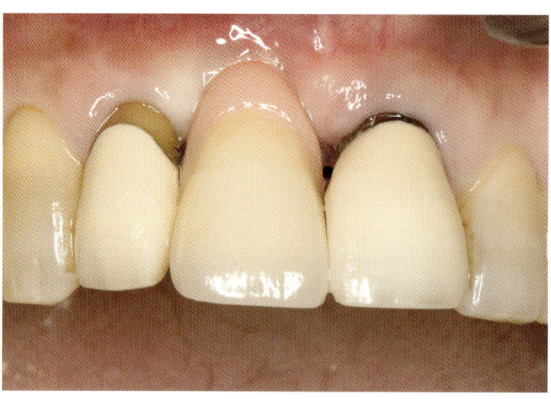

図2-5-2b　歯肉色ポーセレンを応用した上部構造を装着した。

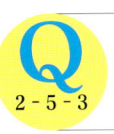

Q 2-5-3 セメント固定の利点と欠点は何でしょうか？

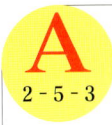

A 2-5-3

　セメント固定の利点としては、マージン封鎖が良好で、適合精度の許容範囲が広く、技工操作が比較的簡単である点が挙げられます。また、セメント固定ではスクリュー固定に必須のアクセスホールがないために、審美的に良好であり強度も優れる点が挙げられます（図2-5-3a、b）。

　マージン封鎖ですが、現在は微小漏洩（マイクロリーケージ）のみの為害性は小さく、これに微小動揺（マイクロムーブメント）が加わることで為害性が生じるという考え方が一般化しています[3]。セメント固定は封鎖が良好で、しかもリジッドな装着が可能なことから、スクリュー固定と比較して為害性が小さいと考えられます。

　また、セメントスペースを多少広めに設けることで、適合の誤差を補償することが可能となります。それに加えて、構造が天然歯の補綴物と類似します。そのため、要求される精度や技工操作の難易度についてはスクリュー固定よりやさしくなります。

　欠点としては、連結構造とする際にインプラントの平行性がある程度要求されること、対合歯との間に十分なクリアランスが必要であることなどがあります。インプラントの平行性は角度つきのアバットメントで多少の補正は可能ですが、極端に平行性が乏しい際は、アバットメントの切削が必要となり、それにともなってアバットメントの強度が低下します。また、補綴物が脱離しないよう確実に合着するためには、アバットメントの軸面を長く取る必要があり、十分なクリアランスが必要となります。

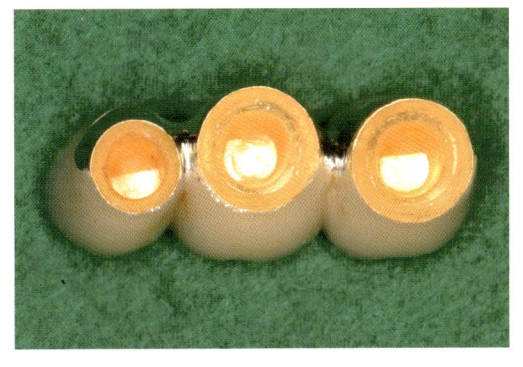

図2-5-3a　セメント固定連結冠の内面。

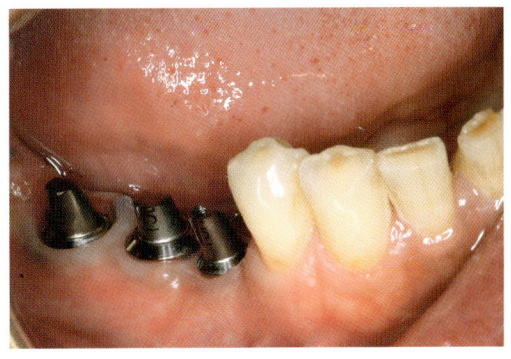

図2-5-3b　同補綴物を支持するインプラントのアバットメント。

● 第 2 部

Q 2-5-4 スクリュー固定の利点と欠点は何でしょうか？

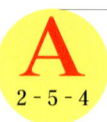

A 2-5-4

　スクリュー固定の利点は、維持力が大きいためにクリアランスが多少、少なくても十分な維持が得られること、術者可撤式であるために修理が容易なこと、セメントを使用しないために残留セメントによる為害性がないことです。

　また、維持力が大きいことやセメントを使用しないことには即時負荷の症例で使いやすいという利点もあります。クリアランス量として、スクリュー固定構造とアクセスホールを封鎖するスペースが必要ですが、一般にその量は、セメント固定と比較して小さいとされています（図2-5-4a、b）。

　スクリュー固定の欠点は高い適合精度が要求されること、アクセスホールが存在するために、審美性に影響が出たり、陶材の破折のリスクが高くなること、スクリューの弛みが発生すること、マージン封鎖に限界があることです。

　スクリュー固定ではセメントスペースによる緩衝が不可能なために非常に高い精度が要求されます。適合精度の不良な補綴物をスクリューで無理に締結すると、インプラント周囲骨に応力がかかり続けることとなります。

　陶材焼付冠ではアクセスホール周辺が構造的に脆弱となります。したがって咬頭やガイド面にアクセスホールが存在すると、陶材破折のリスクが上昇します。そのため、アクセスホールが正確に中心窩に位置するように、術前の適切な埋入位置と歯軸の設定ならび正確な埋入が求められます。

　スクリューの弛みは、発生頻度としては比較的まれな事象ですが[4]、一度緩んだスクリューは強度が低下している可能性があり[5]、交換によるコストも問題となります。また、スクリュー固定のマージンは基本的には封鎖されておらず、スクリュー固定には機械的な遊びが必ず存在するため、微小動揺と微小漏洩が共存する可能性もあります。

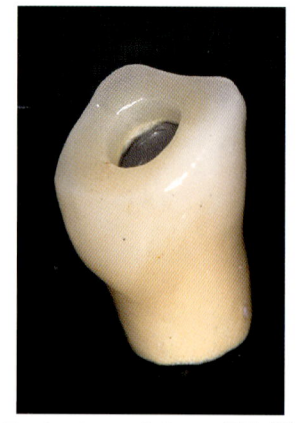

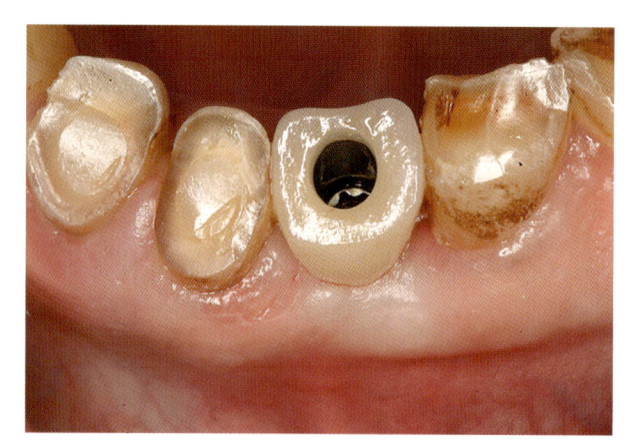

図2-5-4a、b　スクリュー固定単独冠の補綴物。咬合面のアクセスホールが確認できる。　　a|b

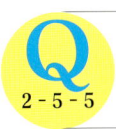

Q 2-5-5 補綴物の素材にはどのようなものがありますか？

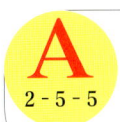

A 2-5-5

陶材焼付冠、オールセラミック冠、ハイブリッド冠、フルメタルクラウンがあります。それぞれに利点と欠点があるために十分に理解したうえで適用する必要があります。

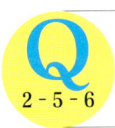

Q 2-5-6 補綴物素材それぞれの特徴は何ですか？

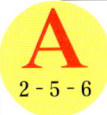

A 2-5-6

陶材焼付冠やオールセラミック冠の利点は、審美性が良好で、プラーク付着が少なく、軟組織との相性が良好である点です（図2-5-6a、b）。陶材焼付冠やオールセラミック冠の審美性は、ハイブリッド冠と比較して非常に良好です。とくに透明感や色調安定性には大きなアドバンテージがあります。また、表面が非常に滑沢なためにほかの素材と比較してプラークの付着は少なく、それゆえ清掃困難な部位に適用する際には利点となります。

陶材焼付冠やオールセラミック冠の欠点は、陶材の破折のリスクがあること、クリアランスが十分に必要なことです。破折のリスクについては、スクリュー固定との相性が悪く、アクセスホールを中心とした破折は臨床でしばしばみられます。破折を防ぐには十分なメタルフレームの剛性と陶材の厚みの確保が求められ、十分なクリアランスが必要となります。最後方臼歯の咬合面は破折のリスクが大きいために、その部のみメタルで作製することも行われます。また、ブラキシズムなどの咬合不正にも注意が必要であり、ナイトガードの着用を義務づけることもしばしばあります。

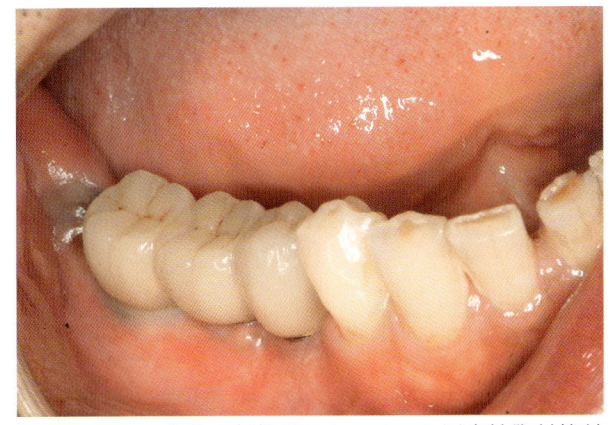

図2-5-6a　術後1年経過したセメント固定性陶材焼付冠。着色も少なく陶材の破折も認められない。

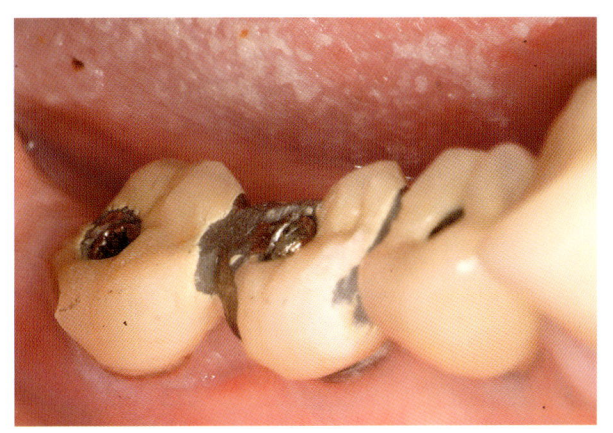

図2-5-6b　スクリュー固定性陶材焼付冠に発生した陶材の破折。スクリューアクセスホール近傍、ならびにフレームに応力が集中しやすい連結部に破折が発生している。

●第2部

　ハイブリッド冠の利点は、破損リスクが比較的少ないこと、技工費用が安価なこと、陶材焼付冠やオールセラミック冠と比較して修理が容易なことです。また、ハイブリッド冠では上下の歯を咬み合わせたときにでるカチカチという音が陶材焼付冠やオールセラミック冠と比較して小さいため、その音を気にされる患者には適応となります。
　ハイブリッド冠の欠点は、プラーク付着が比較的多いことです。ステインの付着も多く、お茶やコーヒーなどを多く摂取される方には、事前に説明が必要です（図2-5-6c、d）。

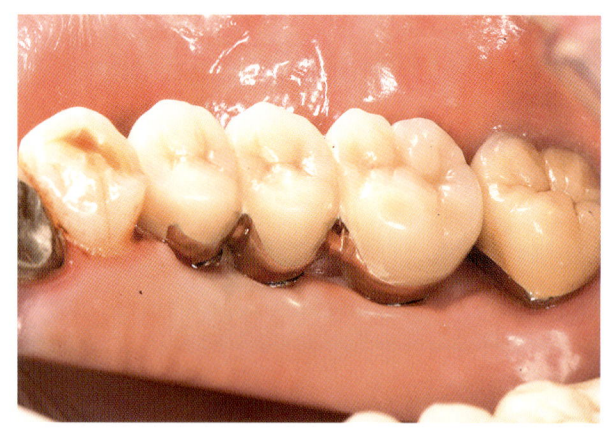

図2-5-6c 装着直後のセメント固定性ハイブリッド冠。

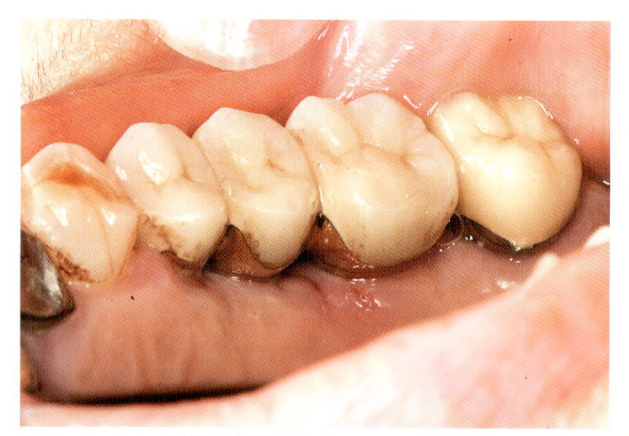

図2-5-6d 術後1年経過したセメント固定性ハイブリッド冠。小臼歯部の口蓋側を中心に着色が認められる。

　メタルクラウンの利点は破損リスクが少なく、比較的安価である点です。また、強度を確保するにあたり、クリアランスをもっとも要求しません。そのため、スクリュー固定とも相性が良好です。
　陶材やハイブリッドセラミックスより耐摩耗性が少ないために顎運動に調和した咬耗も得られやすいといえます。欠点は審美的でないこととプラーク付着が比較的多い傾向にあることです（図2-5-6e、f）。

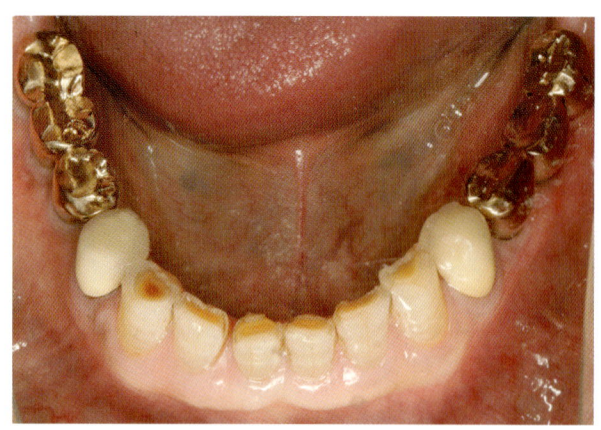

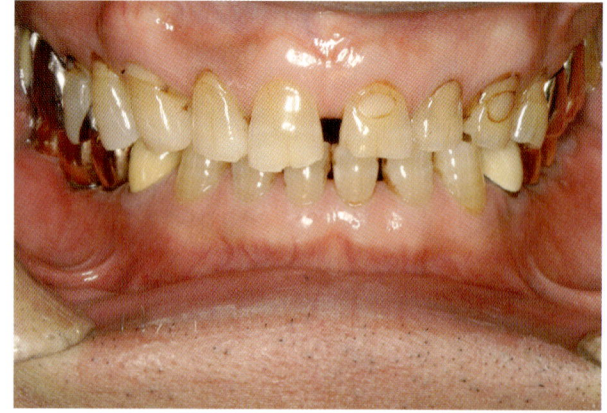

図2-5-6e、f インプラント支持全部鋳造冠。咬耗が進行した患者に対し、顎運動の調和を乱さない目的で適用した症例である。

e | f

満足のいく結果の提供

⑥インプラントの印象はどこが違うか？―術者と技工士をつなぐ重要形態―

インプラントの補綴では歯科医師と歯科技工士の連携はきわめて重要です。補綴作業中で印象は治療情報を歯科技工士に伝達するものとして非常に大切です。インプラントの印象の目的は天然歯支台の印象と若干異なるので、印象に盛り込むべき情報をしっかり把握し、印象方法を理解する必要があります。またインプラントに特有の印象パーツもあるので、それらの使用特性を会得する必要があります。

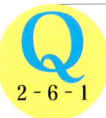

Q 2-6-1 インプラントの印象にはどういうものがありますか？

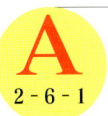

A 2-6-1
インプラントでは印象採得する対象がインプラント体である場合とアバットメントである場合の2種類があります。前者はインプラントレベルの印象、後者はアバットメントレベルの印象と言います。

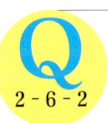

Q 2-6-2 インプラントの印象は天然歯支台の印象とどこが違いますか？

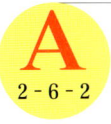

A 2-6-2
インプラントの技工では作業模型に既製の副歯型（インプラントアナログ）を用いるために、インプラント体やアバットメント自体の印象を行う必要がなく、印象は歯列とインプラント体との位置関係を正確に再現するという目的で行います。なお、アバットメントレベルの印象を行う際には、既製アバットメントをそのまま使用する症例とアバットメントを形成する症例がありますが、後者の印象採得は通常の天然歯支台を印象する術式に準じて行います（図2-6-2a～c）。

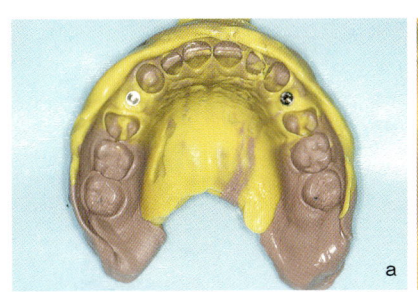

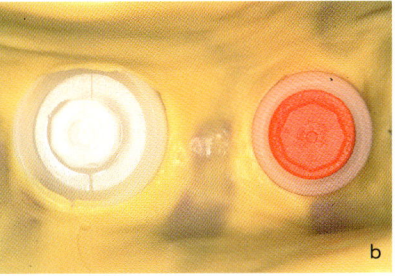

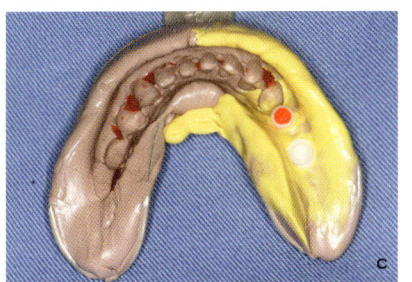

図2-6-2a～c　a：個人トレー（オープントレー）とピックアップ印象コーピングのシリコーン印象。b：既成トレー内のピックアップ印象コーピング。c：既成トレー（クローズドトレー）とピックアップ印象コーピングのシリコーン印象。

●第 2 部

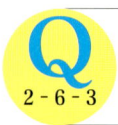

Q 2-6-3 印象用のパーツにはどのようなものがありますか？

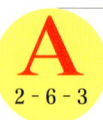

A 2-6-3 印象用のパーツには印象材のなかにピックアップされるもの（印象用コーピングや印象キャップ）と印象撤去後に印象材のなかに戻すもの（トランスファーコーピング）があります。印象用コーピングやトランスファーコーピングは通常スクリューを使ってインプラント体に取り付けます。

印象キャップはプラスチック製でインプラント体にアンダーカットを利用して取り付けます（スナップオン）。そのほかに印象キャップと組み合わせてインプラントの位置決めに使用するポジショニングガイドや咬合採得時に使用するバイトレジストレーションエイドなどがあります（図 2-6-3）。

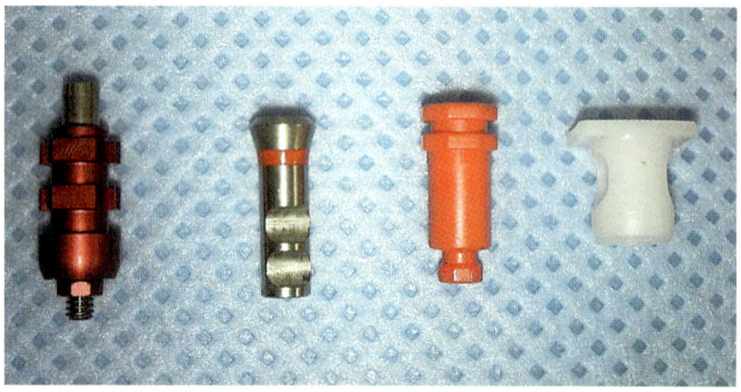

図 2-6-3 ストローマンインプラントのピックアップ用印象コーピング（左）。スナップオン印象キャップ（右）、ならびにインプラントアナログ（左から 2 番目）。

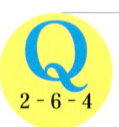

Q 2-6-4 印象用のトレーにはどのようなものがありますか？

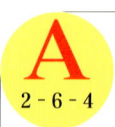

A 2-6-4 インプラントの印象にはオープントレーもしくはクローズドトレーが使用されます。印象用コーピングはインプラント体にねじ止めされるので、印象材のなかにピックアップするためにスクリューを弛めなければなりません。そのためのアクセス用の穴が設けられている印象用トレーをオープントレーといいます。

トランスファーコーピングは印象撤去時にはインプラント体に取り付けられており、硬化した印象材のなかにコーピングを戻します。したがってスクリューにアクセスするための穴は不要です。また、プラスチック製の印象キャップはスクリューが付いていないために印象材撤去の際に自然に印象材のなかにピックアップされます。これらの印象パーツを使用する際の印象用トレーはインプラント体に対応した穴が設けられていないためにクローズドトレーと言います。

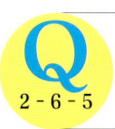

Q 2-6-5 インプラント用の印象材にはどのようなものが適していますか？

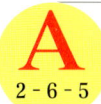

A 2-6-5

　インプラントの印象では印象用のパーツを確実に把持し歯列との位置関係を正確に保ったまま印象を撤去する必要があるため、印象材は付加型シリコーン印象材やポリエーテル印象材で、十分なフローがありながら、硬化後の強度が高いものを選択する必要があります。また、歯肉形態を正確に記録するためにインジェクション用とトレー用の2種類の印象材を併用することが推奨されます。なおフローの良い印象材は、歯間下部鼓型空隙やポンティック粘膜面に入り込みやすく、さらに硬化後の強度が高いことから、印象撤去時に残存歯への侵襲や、補綴物の脱離を引き起こすことがあります。そのため、必要に応じてユーティリティワックスや寒天印象材などで歯間下部鼓型空隙やポンティック粘膜面をブロックアウトする必要があります。

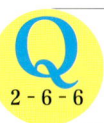

Q 2-6-6 印象用コーピングを使用するオープントレー法の特徴は何ですか？

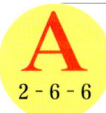

A 2-6-6

　印象用コーピングを使用した際の利点は、適応が広いこと、撤去時にインプラント体に力がかかりにくいこと、模型作製が比較的簡単なことです。印象用コーピングは、回転防止部の精度が良好なため、アングルドアバット（角度つきアバットメント）などのさまざまアバットメントを高い精度で利用することが可能です。また、撤去時に力がかかりにくいため、傾斜埋入症例や、平行性をとりにくい多数歯欠損にも応用可能です。インプラントアナログを印象用コーピングに取り付ける際に、力がほとんどかからないために、狂いが生じにくく、模型作製が比較的簡単かつ正確にできます。

　欠点としては、オープントレーの作製が必要で（図2-6-6a、b）、そのための技工や印象操作が必要となります。また、印象撤去時のスクリューの弛めが不十分な場合、印象用コーピングが印象から脱離して口腔内に残留する、いわゆる撤去ミスが起こる場合もあります。

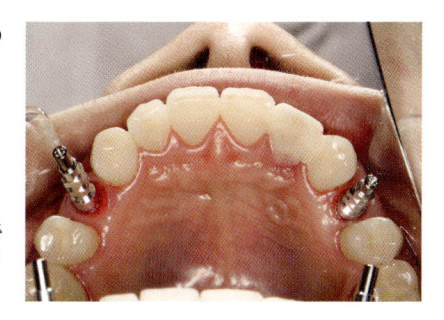

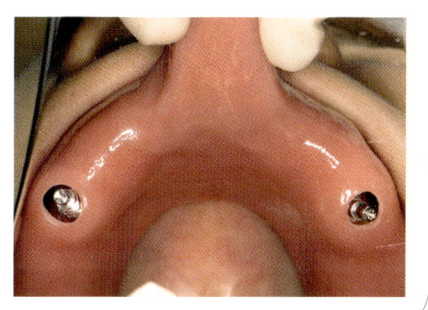

図2-6-6a、b　a：口腔内に装着されたスクリュー式印象キャップ。b：オープントレー。

● 第 2 部

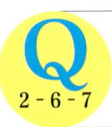

Q 2-6-7 印象キャップを使用するクローズドトレー法の特徴は何ですか？

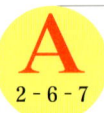

A 2-6-7 　印象キャップの利点は、オープントレーを用意する必要がないこと、比較的簡単に印象可能なことです。印象キャップを使用する印象は、個歯トレーを使用する天然歯クラウンの印象と似たイメージです。印象キャップは、インプラント体のネック部分と印象キャップ自身に存在するわずかなアンダーカットに弾性を利用して固定する、いわゆるスナップオン方式で固定するため、スクリューが存在しません。したがってスクリューアクセスホールは必要なく、オープントレーを用意する必要がありません。スクリューの引っかかりによる撤去ミスが少ないことも利点で、印象用コーピングより天然歯の印象におけるノウハウを応用しやすいといえます。

　欠点は、印象用コーピングと比較して精度に問題が生じる可能性がある点です。印象キャップはスナップオンでインプラントと締結するため、口腔内からの撤去時に印象キャップに力がかかります。とくに印象着脱方向とインプラント軸に角度がつきすぎている場合は、大きな力がかかる可能性があります。また、インプラントアナログを印象に締結する際にも、スナップオンのため力がかかります。それゆえに印象材に応力変形を生むリスクがあり、これが原因で精度に問題が生じる可能性があります（図 2-6-7）。

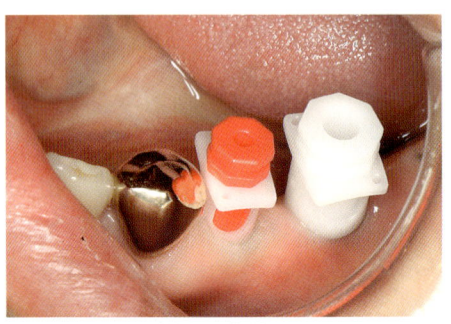

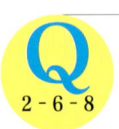

図 2-6-7　口腔内に装着されたクローズドトレー用スナップオン印象キャップ。

Q 2-6-8 天然歯と比べて、インプラントの印象はどこがやさしくて、どこが難しいのでしょうか？

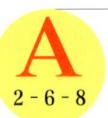

A 2-6-8 　インプラント補綴では、既製の印象パーツを用いて印象採得を行い、作業模型にも既製の副歯型を用い、さらにアバットメントなどのパーツ上で直接法の技工が可能です。そのため精度を高めやすいという利点があります。

　しかし、印象用コーピングや印象キャップが印象材からずれてもチェアータイムでそれを確認することは困難なために、フレーム試適などのステップを必要とします。

　また、歯根膜による緩衝がないため誤差の補償が困難であり、天然歯の印象よりもより高い精度が要求されます。このような誤差の影響は連結冠においてより顕著に生じるため、模型作製時には模型分割をしないことが推奨されます。

満足のいく結果の提供

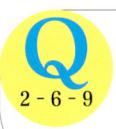

Q 2-6-9 天然歯と比べて、インプラントの咬合採得はどこがやさしくて、どこが難しいのでしょうか？

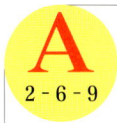

A 2-6-9
　インプラント補綴では欠損補綴といっても歯根に相当するインプラントが埋入されていますので、インプラントを基準とした咬合採得が可能です。またインプラントには動揺がないために天然歯以上に正確な基準になります。したがって支持域を複数失っていても、粘膜支持の義歯における咬合採得と比較して精度を高めやすいという利点があります。その一方で、歯根膜による緩衝がないために、咬合時の挙動が天然歯と異なります。それゆえ、口腔内での調整量は天然歯と比較して大きい場合もあります。

　咬合採得自体は、通法と同様に支持域の数で装置を決定します。支持域が多数ある場合は、シリコーンバイトで天然歯の欠損と同様の記録が可能です。支持域を複数失っている場合であっても、そこにインプラント体が埋入されている場合は、バイトレジストレーションエイドなどを活用して、インプラント支持の咬合床を作製します（図2-6-9a～d）。

　また、多数歯欠損ではインプラント支持の咬合床の作製とともに、ゴシックアーチ描記が有効です。この場合、ヒーリングキャップ上にレストを、インプラントに最低1本、可能なら2本のテンポラリーコーピングを使用して描記装置を固定します（図2-6-9e、f）。

　インプラント補綴は通常の義歯と違いリジッドな構造のために、精度よく顎位を設定することが求められます。したがってインプラント支持のゴシックアーチ描記装置を作製したうえでの顎位記録は利用価値が高いと考えられます。

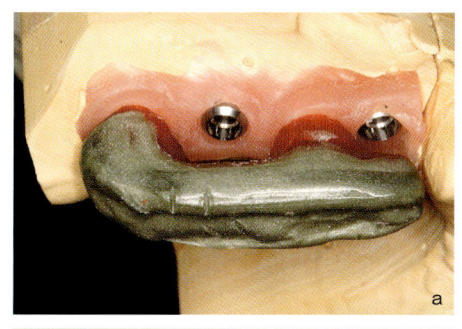

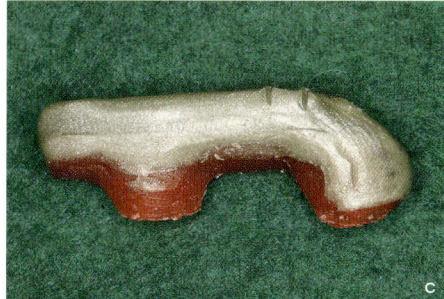

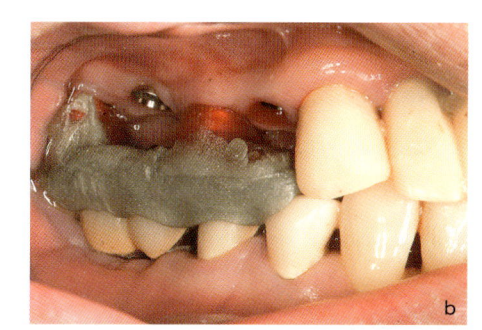

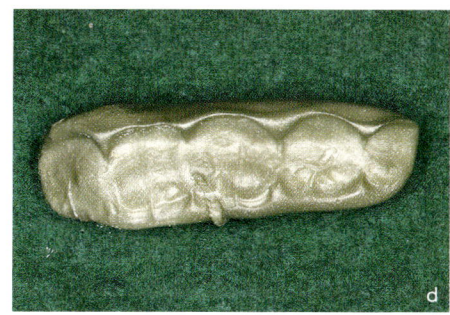

図2-6-9a～d　バイトレジストレーションエイドとパターンレジン、アルーワックスを用いた咬合採得。

●第2部

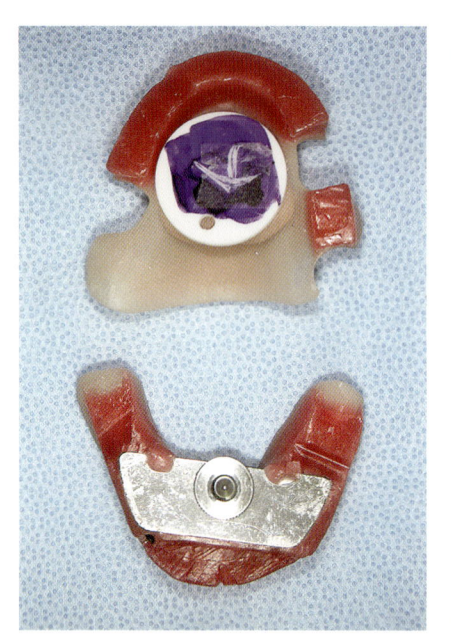

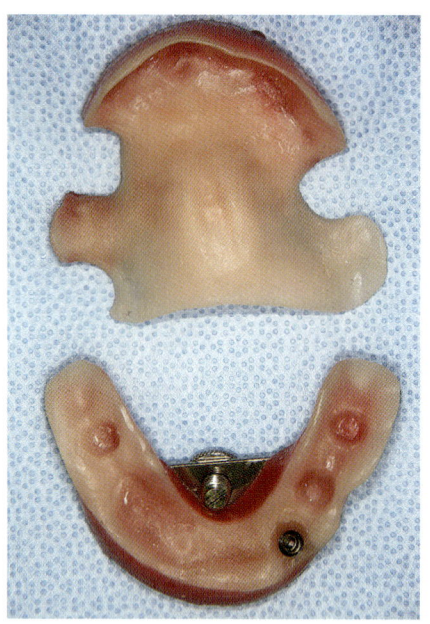

図2-6-9 e、f　スクリュー固定性インプラント支持ゴシックアーチ描記装置。fの粘膜面観より、固定用スクリューが確認できる。　　e|f

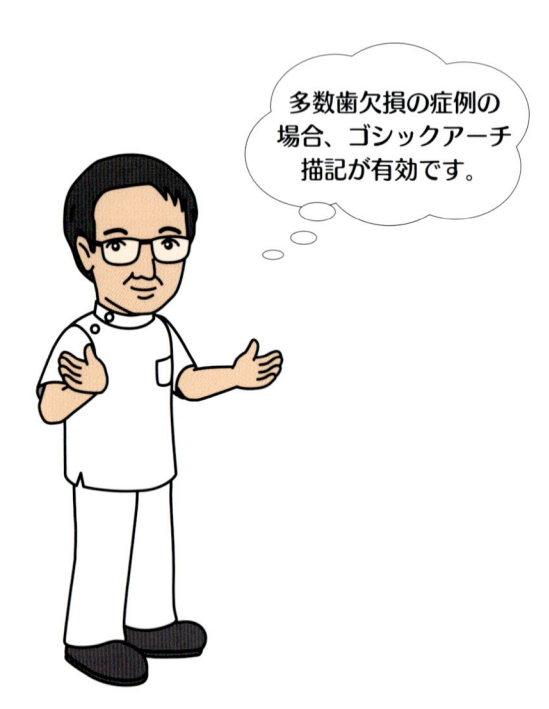

多数歯欠損の症例の場合、ゴシックアーチ描記が有効です。

満足のいく結果の提供

⑦テンポラリークラウンの有用性は？──結果をもたらすコンディショニング──

　テンポラリークラウンは補綴物形態に関連する患者さんの要求を実体化するものとして重要です。また、テンポラリークラウンによって補綴物形態だけでなく周囲軟組織形態も形づくられます。

　そのためには粘膜上にとどまらず粘膜貫通部に及ぶテンポラリークラウンの形態調整が必要となります。とくに審美領域においては、患者さんの要求を正しく実現するためにもテンポラリークラウンの調整は大切です。

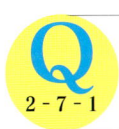

Q 2-7-1　テンポラリークラウンは必要でしょうか？

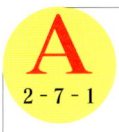

A 2-7-1

　テンポラリークラウンの使用は非常に有効なので可能なかぎり装着することが望ましいと考えられます。テンポラリークラウンは最終補綴物のプロトタイプです。テンポラリークラウンを患者さんに使用してもらい、その感想を最終補綴物に反映させることによって仕上がりや使用感を改善することができます。

　またインプラントによって咬合支持が得られると隣在歯の傾斜が変化して隣接コンタクトが緩くなることがあります。このようなことを防ぐには、可能なかぎりテンポラリークラウンで経過観察をしたのちに最終印象を採得することが有効です。

　また、審美領域での成功のカギは適切な軟組織管理にあります。補綴物のエマージェンスプロファイルが不良の場合、歯根に相当する自然な豊隆形態の欠如や歯肉の退縮が生じることがあります。したがってテンポラリークラウンの段階から適切なエマージェンスプロファイルを付与し、良好な粘膜形態を育成する必要があります（図2-7-1a～c）。

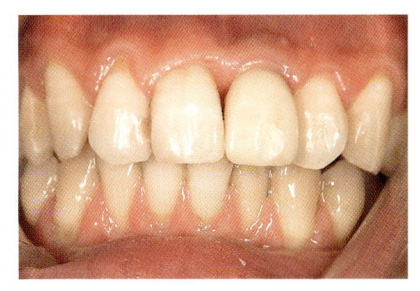

図2-7-1a　スクリュー固定テンポラリークラウン。
図2-7-1b　調整された歯肉プロファイル。
図2-7-1c　最終補綴。

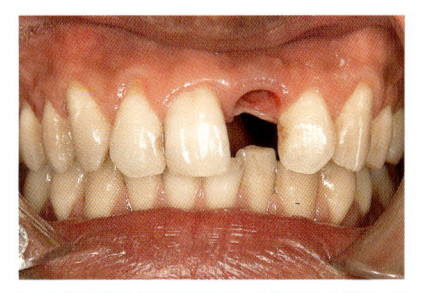

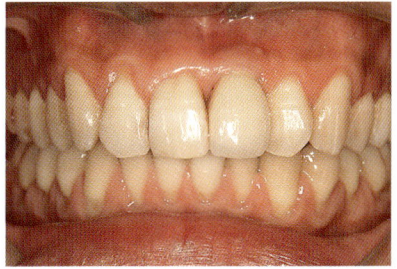

●第2部

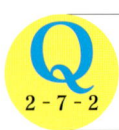

Q 2-7-2 即時荷重のテンポラリークラウン作製法は通常荷重と同じですか？

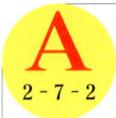

A 2-7-2

　即時荷重でテンポラリークラウンを作製する際は、手術後の出血のために正確な印象の採得が困難であることや、まだオッセオインテグレーションしていないインプラントに対して不要な力を加えたくないなどの理由で、通常荷重と異なり印象採得をせずに口腔内で直接作製することがあります。

　しかし、この方法にはチェアータイムが長引くこと、多数歯欠損などでは作業が煩雑になること、残留レジンがインプラント周囲炎を起こす可能性があることなどの問題があります。したがって、口腔内でのテンポラリークラウンの直接作製はテクニック依存性があると考えられます。

　そのほかのやり方として、少数歯欠損の場合にはレジン製のジグを使ってインプラントの位置を模型上に再現し間接法でテンポラリークラウンを作製する方法があります。この方法はインプラント埋入後や縫合後にも応用可能であり、比較的取り入れやすい方法です。

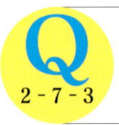

Q 2-7-3 どのようにしてジグを使用したテンポラリークラウン作製を行うのですか？

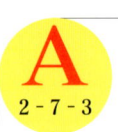

A 2-7-3

以下の手順で行います（図2-7-3a〜g）。

①研究用模型上でジグを作製します。ジグは残存歯に維持を求めます。
②印象用コーピングをインプラント体に取り付けます。
③ジグを残存歯上に設置し安定していることを確認したうえで、レジンを使用して印象用コーピングと一体化させます。
④印象用コーピングのスクリューを緩めて、一体化したジグと一緒に外します。
⑤研究用模型のインプラント体相当部を削り、インプラントアナログのスペースをつくります。
⑥印象用コーピングにインプラントアナログを装着します。
⑦印象用コーピングとインプラントアナログの付いたジグを模型上に設置し安定していることを確かめます。
⑧インプラントアナログ周囲に石膏を流し込み固定します。
⑨石膏硬化後に印象用コーピングを外しテンポラリークラウンの作製を行います。

　この手法は、矯正用ワイヤーやブラケットが付いた状態で、シリコーンを用いた精密印象が困難な場合にも応用可能です。

満足のいく結果の提供

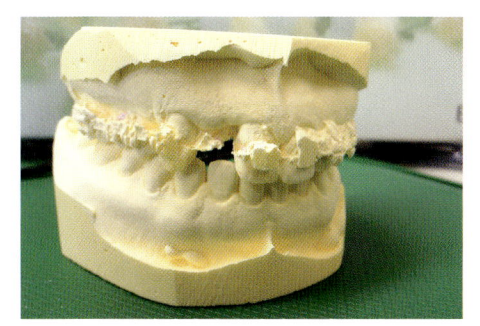

図2-7-3a 研究用模型。

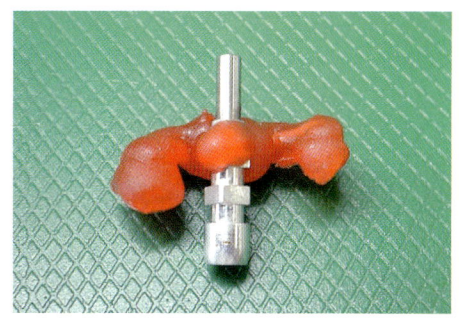

図2-7-3b 本文①で作製したジグとコーピングを一体化させ、口腔内より取り出した状態。

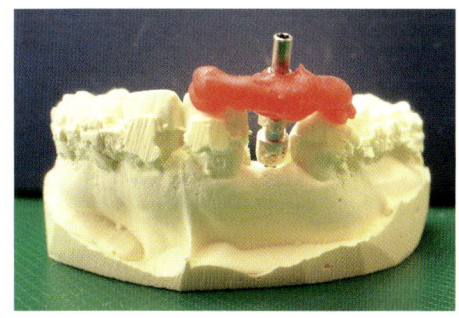

図2-7-3c 模型上にインデックスを戻し、位置を再現する。

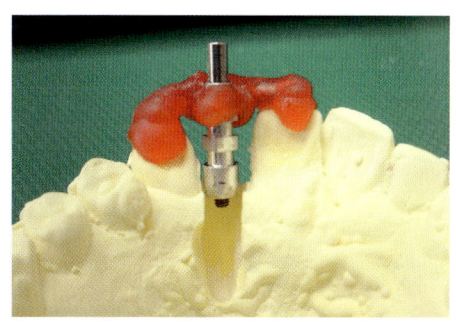

図2-7-3d 本文⑤のごとく、インプラントアナログを模型内に埋め込むスペースを作製。

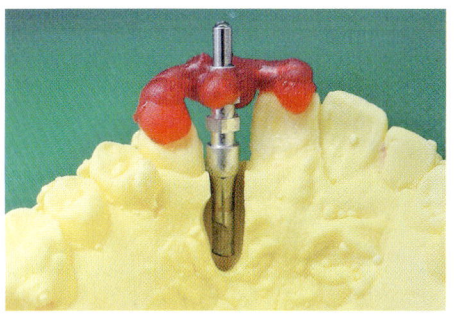

図2-7-3e 本文⑥、⑦のごとく、印象コーピングにアナログを装着。

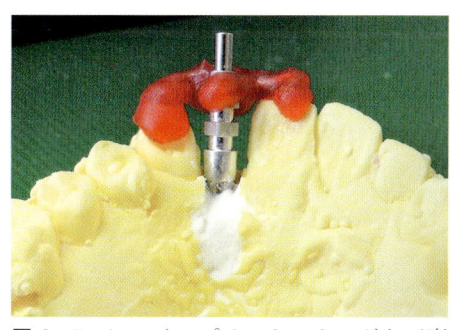

図2-7-3f インプラントアナログを石膏で固定。本文⑧参照。

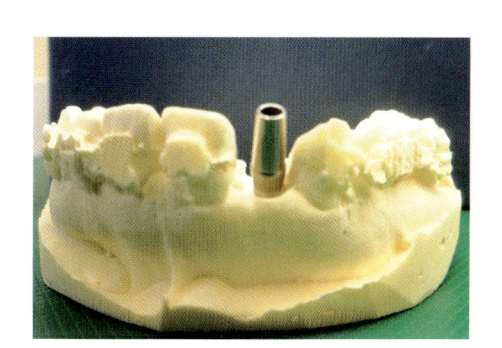

図2-7-3g 印象コーピングを外し、テンポラリーコーピングを装着してテンポラリークラウンを作製。

● 第2部

⑧最終補綴への配慮は？—細やかな技工物への注意—

補綴物の製作は歯科技工士の専権事項と言っていいでしょう。しかし、補綴物が完成するまでの間の歯科技工士とのやりとり、さらに試適時や完成時の調整によって、そのでき映えは大きく変わってきます。

また、補綴物の製作は基本的に非可逆的です。無駄なく満足いく結果を得るためには要所での十分な配慮が必要です。

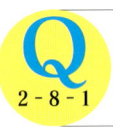

Q 2-8-1 アバットメントは、どのように選択したら良いでしょうか？

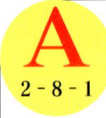

A 2-8-1

作業模型が完成し、咬合器に装着した後、技工士と相談のうえで、模型上でアバットメントを選択します。

咬合器上に模型を装着して、クリアランス、対向関係、インプラント間の角度差などを検討します。咬合器に装着することで口腔内では確認できなかった舌側の咬合関係が確認できるようになります。

下の図はインプラント間の角度差などの検討例です。アバットメントのダミー（補綴用プランニングキット）を用い、サベーイングを行って検討しています（図2-8-1a～c）。

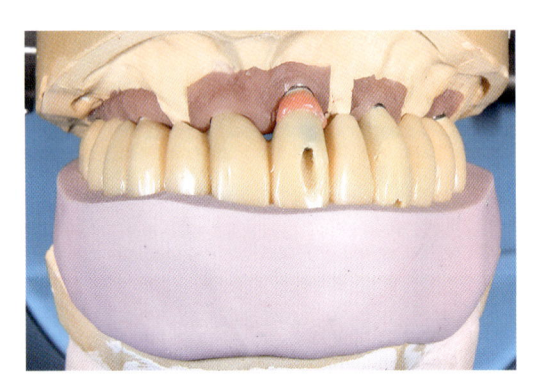

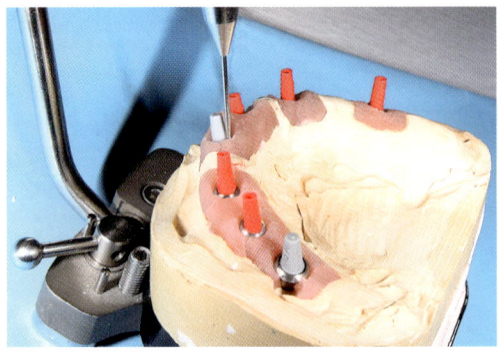

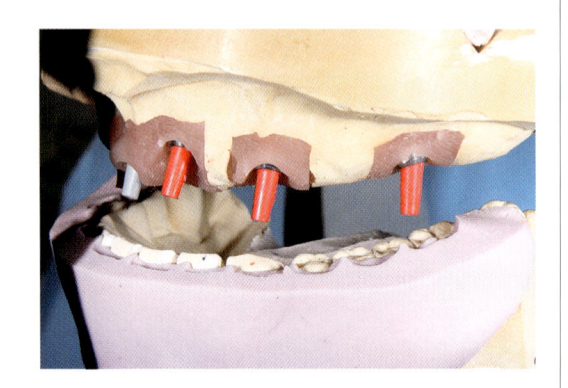

a	b
c	

図2-8-1a～c ストローマン用アバットメントダミー（診断キット）を用いたアバットメント選択。

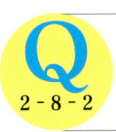

Q 2-8-2 技工所には、何を提出し、どのような指示を出したら良いのでしょうか？

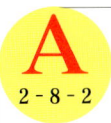

A 2-8-2

　精密印象と対合歯列模型とバイトを提出し、シェード写真、可能なら顔貌写真を提出します。テンポラリークラウンが装着されている状態も参考模型として有用です。また、患者の主訴も合わせて伝えます。作業模型は技工士が作製するほうが良好な結果が得られます。技工士ごとに作業しやすい模型を作製するノウハウが異なるからです。つぎに補綴物の設計、すなわち、先に説明した以下の内容を伝えます。

　連結の有無、ブリッジタイプか、単冠か連結冠か、固定方法はスクリューかセメントか、可撤性か非可撤性か、上部構造の材質は何か（メタル、ポーセレン、ハイブリッドレジン）などを伝える必要があります。ただし模型を咬合器に装着したのちに、状況に応じて計画を修正することもあります。

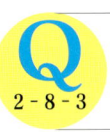

Q 2-8-3 メタルフレーム試適時に気をつけることは何でしょうか？

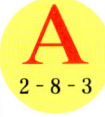

A 2-8-3

　目視、デンタルＸ線、適合試験材、探針を用いて適合検査を行います。また、咬合面をフェイシングする際には、クリアランスをチェックします。ポーセレン、ハイブリッドレジンでは、適度な厚みがとれることを確認します。必要に応じて、パターンレジンなどを使用し、メタルフレーム上で再度咬合採得を行います。

　連結冠やブリッジの場合は試適時の抵抗感にも気を配ります。適合不良な上部構造の無理な装着がオッセオインテグレーションに影響を及ぼすことがあるからです。

　なお、ジルコニアなどのセラミック製フレームは適合不良の際に切断してロウ着することができません。したがって、フレームを作製する前に、模型上でのアバットメント間の位置関係が口腔内と同じであることをレジン製ジグを用いて確認しておきます。

> 技工所には、連結の有無、ブリッジタイプか、単冠か連結冠か、可撤性か非可撤性かなどを伝えます。

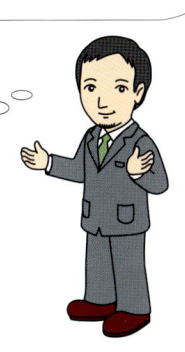

●第 2 部

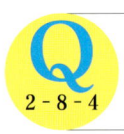

Q 2-8-4 咬合調整はどのように行いますか？

A 2-8-4 インプラント補綴の咬合調整に用いる器材は通常補綴で用いるものと同一です。インプラントと天然歯が混在する場合には、インプラントの被圧変位量が小さいために噛み締め時にインプラントに咬合力が集中する可能性があり、それを防ぐためにインプラント部では軽度咬合接触時に咬合紙1枚程度が引き抜けるよう調整すると言われています。

しかしこのような咬合調整は実現がたいへん難しく、噛み締め時にインプラント部とほかの部位が均等にあたるように調整するほうが実際的と考えられます。また、側方運動時のインプラント部での咬合接触は極力避けるよう言われていますが、実際上はほかの部位の咬合接触と調和するような調整が行われています。

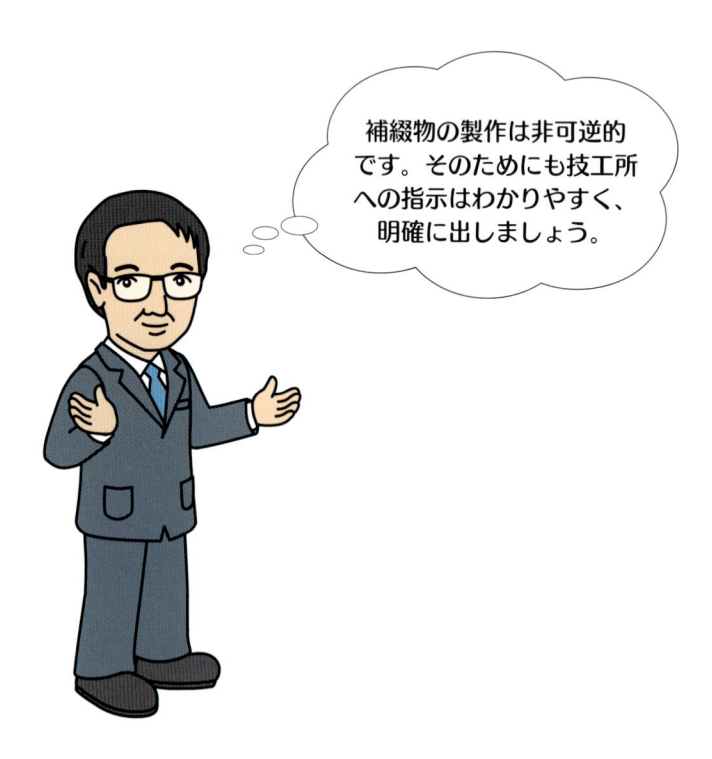

補綴物の製作は非可逆的です。そのためにも技工所への指示はわかりやすく、明確に出しましょう。

満足のいく結果の提供

⑨メインテナンスで心がけることは？―より長きにわたる成果を求めて―

　良い結果をより長く継続させることが医療には求められます。とくにインプラント診療ではそれが患者と歯科医師の双方から強く期待されます。

　そのためにはインプラント周囲炎の予防はもっとも考慮すべきことであり、メインテナンスはインプラント外科手術やインプラント補綴と同等の重要性をもっています。

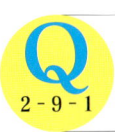

Q 2-9-1 インプラント周囲炎を予防するにはどうしたら良いでしょうか？

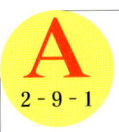

A 2-9-1　適切なブラッシング指導とリコールによってインプラント周囲粘膜を管理します。インプラントのトラブルのなかで、もっとも厄介なもののひとつがインプラント周囲炎です。インプラント周囲炎はプラークを原因とする、出血、排膿をともなう炎症であり、不可逆的なインプラント周囲組織の破壊をともなうとされています。原因がプラークのために、誰にでも発生しうるうえに、予知性の高い対処方法が確立されていないため、除去に至る例も多くあります。

　しかしながら、予防は可能であり、予防こそが最大の治療です。患者さんが適切なプラーク除去ができるようになるまでブラッシング指導を行い、定期的なリコールを実施してください。なお、インプラント周囲組織の不可逆的な破壊をともなわない状態はインプラント周囲粘膜炎と分類され、可能なかぎりこの段階で有効な指導を行って炎症の進行を食い止めることが必要です。

　残留セメントが原因と考えられるインプラント周囲炎もみられます。この予防のためには、上部構造装着時に造影性を有するセメントを使用して、装着後のX線撮影による再確認を行うことが有効です[6]。

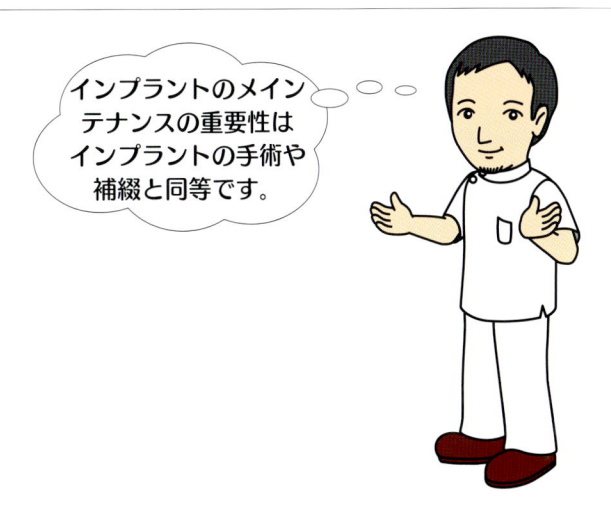

> インプラントのメインテナンスの重要性はインプラントの手術や補綴と同等です。

● 第2部

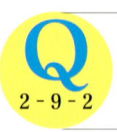

Q 2-9-2 インプラント周囲炎の治療方法は？

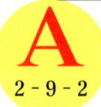

A 2-9-2

現在に至るまで、局所抗菌剤投与、機械的デブライドメント、酸洗浄、サンドブラスト清掃、レーザー処置、インプラント表面滑沢化、骨移植、GBR などさまざまな処置が検討されましたが、決定的かつ根本的な解決方法とされるものはいまだ定まっていません(図2-9-2)。

基本的には、炎症の消退ならびに不良肉芽の除去を行った後、①インプラント表面の汚染の除去、②再オッセオインテグレーションの獲得を達成するために処置が組み合わされます。インプラント表面に対して、コットンペレットを用いた汚染の除去と、自家骨移植の組み合わせで有効な結果を得たという報告もあります[7]。

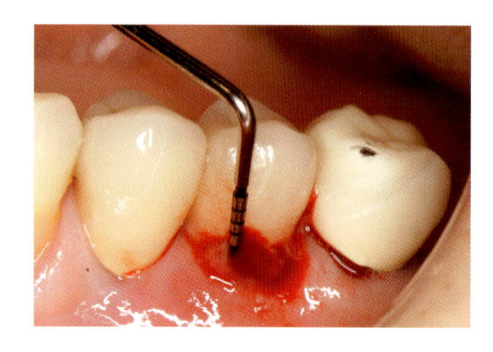

図2-9-2 インプラント周囲炎を起こした部位。プロービングによる出血と排膿が確認できる。

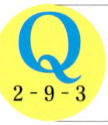

Q 2-9-3 インプラント周囲粘膜炎をどうやって早期発見しますか？

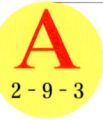

A 2-9-3

一定間隔の定期検診が大切です。最低半年に一度のリコールが望ましいですが、この間隔は患者さんのプラークコントロールの状態によって調整すべきです(表2-9-3)。

表2-9-3 リコールメニューの例

装着日	デンタルX線、TBI
2週間後	咬合確認、デンタルX線、TBI
1ヵ月半	咬合確認、デンタルX線、TBI
3ヵ月	咬合確認、デンタルX線
6ヵ月	咬合確認、デンタルX線
1年	咬合確認、パノラマX線
1年半	咬合確認、デンタルX線
2年	咬合確認、パノラマX線

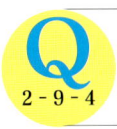

Q 2-9-4 インプラント周囲のプロービングは行っても良いでしょうか？

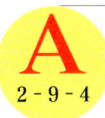

A 2-9-4

　条件つきで行うことが可能です。インプラント周囲粘膜に侵襲をなるべく加えないという目的で、ポケットのプロービングを行わないほうが良いという意見もあります。

　しかしプロービングはインプラント周囲における出血や排膿などを確認するために非常に有効であり、プロービング以外に早期かつ簡便にインプラント周囲組織の変化を示してくれる方法は、現在のところ呈示されていません。

　ただし非常に弱い力(20g以下、あるいは15g以下といわれています)でプロービングを行う必要があります。過大なプロービング圧はインプラントと周囲組織の付着を破壊し、プローブ先端が骨頂部にまで到達する可能性があるからです。プロービングは、骨吸収の確認ではなく炎症の有無の確認、すなわちインプラント周囲炎の検査というよりインプラント周囲粘膜炎の早期発見を目的とするといえます。

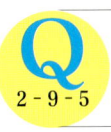

Q 2-9-5 定期検診時に適した放射線学的検査は何でしょうか？

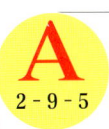

A 2-9-5

　デンタルX線写真ならびにパノラマX線写真双方の組み合わせがベストと考えられます。過去においては、パノラマX線写真は鮮鋭度が低いために細部の確認が困難で被曝線量も多いことから、検診で多用されない傾向がありました。

　その反面、デンタルX線は鮮鋭度が高い画像を得ることが比較的容易で被曝線量も小さいため、経時的な観察に多用されてきました。

　しかしデンタルX線写真は撮影ごとにフィルムの設置位置、ならびに照射軸が変化するうえ、場合によっては患者の徒手によるフィルム固定で撮影されるなど、再現性においては問題があります。その解決のためにフィルムホルダーを活用したり、患者ごとに専用のジグを作製するなどの配慮を行うと再現性は向上しますが、導入にはコストと人手を必要とします。

　一方で、パノラマX線写真は近年デジタル化にともなって急速に画質が向上するとともに、被曝線量も減少しました。

　また、適切な位置づけを行った場合は再現性も高くなるため、通常のデンタルX線写真よりも経時的な変化を追跡するうえで引けを取らなくなってきました。

　これらを踏まえると、パノラマX線をスクリーニングに役立て、細部を確認したい場合にデンタルX線を追加するという組み合わせが推奨されます。

●第 2 部

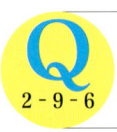

Q 2-9-6 CT は経過観察に使用したほうが良いでしょうか？

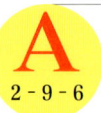

A 2-9-6

　CT はインプラント周囲炎の予防や早期発見には不向きと考えられます。CT の解像度、すなわちボクセルの大きさは、近年非常に小さくなっていますが、やはり解像度の面ではデンタル X 線写真やパノラマ X 線写真に大きく譲ります。また、CT はアーチファクトが非常に大きく、インプラント周囲の骨欠損が十分に診断できないことがあります。さらに CT の被曝線量は大きく、被曝線量が少ないといわれるコーンビーム CT でも撮影範囲が大きくなると、相応の被曝線量となります。一方 CT は、進行したインプラント周囲炎の骨欠損形態を三次元的に把握するうえで非常に有益です。

　以上のことにより、スクリーニングはパノラマ X 線写真、追加検査はデンタル X 線写真を用い、骨欠損の存在が確認された後に CT を併用するという組み合わせが有用と考えられます。

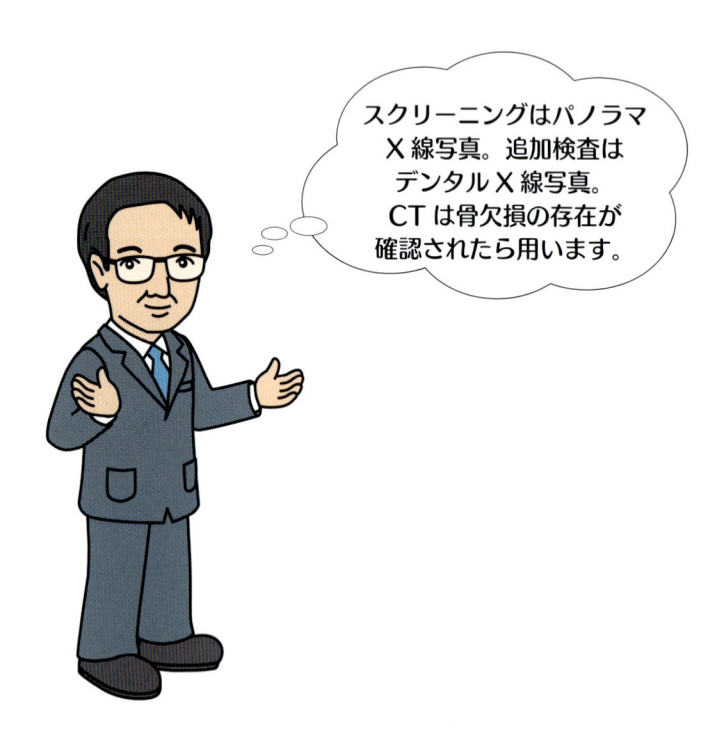

スクリーニングはパノラマ X 線写真。追加検査はデンタル X 線写真。CT は骨欠損の存在が確認されたら用います。

参考文献

1. Tarnow DP, Cho SC, Wallace SS. :The effect of inter-implant distance on the height of inter-implant bone crest.J periodontal 2000. Apr, 71(4): 546-549.
2. 小宮山弥太郎：Osseointegrated implant. 補綴誌. 1987. 31(6): 1343-1349.
3. Norton MR. :Understanding the intimate relationship between biomechanics and optimal clinical performance : application of omplant design. Compend Contin Educ Dent. 2002. Sep ; 23(9 Suppl2), 21-25.
4. Pjetursson BE, Bragger U, Lang NP, Zwahlen M : Comparison of survival and complication rates of tooth-supported fixed dental prostheses(FDPs) and implant-Supported FDPs and single crowns(SCs). Clin Oral implant. Res 2007 : Jun ; 18 Suppl, 3 , 97-113.
5. Theoharidou A, Petridis HP, Tzannas K, Garefis P. :Abutment screw loosening in single-implant restorations : a systematic review. Int J Oral Maxillofac Implant 2008 : jul-Aug ; 23(4), 681-690.
6. Pauletto N, Lahiffe BJ, Walton JN. Complications associated with excess cement around crowns on osseointegrated implants: A clinical report. Int J Oral Maxillofac Implants 1999 : 14 : 865-868.
7. Presson LG, Berglundh T, Sennerby L, Lindhe J. Re-osseointegration after treatment of peri-implantitis at different implant surfaces. Clin. Oral Impl. Res 2001 : 12 : 595-603.

第3部 一歩進めたインプラント治療
─マイナーオーギュメンテーションと審美へのトライ─

①採骨はどうするか？─安全かつ合理的な骨採取─

　かつて顎骨に十分なボリュームがない場合、インプラントは非適応とされていました。しかし採取した自家骨を使用して骨のボリュームを増やすいわゆる骨移植法の技術が発達するとともにインプラントの適応範囲は増えてきました。骨移植法を含む骨増生法を応用することによって、思いどおりの位置にインプラントを埋入し、理想的な設計が実現され、さらに進んだインプラント治療の実践が可能となるでしょう。ここでは小範囲の骨増生をマイナーオーギュメンテーションと呼んでそれに必要な自家骨の採取法を説明します。

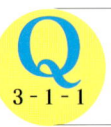

Q 3-1-1 骨採取はどこから行えますか？

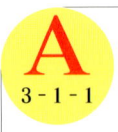

A 3-1-1 口腔内にかぎると、埋入窩形成時の切削片、埋入部位近傍の骨表面からの切削片、上顎結節、外斜線〜下顎枝、オトガイ部、前鼻棘、下顎隆起などから骨を採取できます。各採取部位の優劣をスコア化すると表3-1-1のようになります。

表3-1-1　採骨部位選択の総括

	作業性	採取量	低侵襲性	細胞成分	皮質骨
1. 切削片	優	劣〜良	優	劣〜良	劣
2. 上顎結節	良	劣	良	優	劣
3. 外斜線〜下顎枝	劣	良	劣	良	良
4. オトガイ部	良	優	劣	良	良
5. 前鼻棘	良	劣	良	良	劣
6. 下顎隆起	良	劣〜良	劣	劣	優

Q 3-1-2 埋入窩形成時の切削片の利点と欠点は？

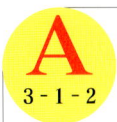

A 3-1-2

　切削片の利点としては、ほかの採取部位に侵襲を与えない点があります。切開も骨切削もすべて埋入手術にともなう作業であり、余計な手術時間がかかりません。また、採取した骨はすでに砕片となっており、ボーンミルなどで細かく砕く必要がありません。

　その半面、採取量に制限があり、埋入部位の骨欠損が大きい場合や骨質が粗な場合は適量が採取できないこともあります。また、採取手技に由来する感染のリスクも報告されています[1]。

　適応としては、Leckhorm & Zarb の分類における Type1、Type2 などの比較的緻密な骨質が向いています。採取される骨質は条件によって異なり、下顎で Type1 の骨では細胞成分をほとんど含まない骨片が得られます。また、上顎結節などからは骨髄などの細胞成分に富んだ海綿骨を得ることも可能です。

　採取法には、主に2つの術式があります。ひとつは吸引フィルターを使用する方法です。この方法は、埋入窩形成時に骨を含んだ冷却用生食水を吸引し、フィルターで骨片のみを回収します。フィルターに創傷保護膜を使用すると回収効率が向上します。この方法による問題は、アシスタントが誤って唾液を同時に吸引した際に、唾液中の細菌が採取骨に混入する可能性があることです。これに対しては、唾液吸引と骨採取の2つのラインを独立させる方法で対処できます。

　もうひとつは、非注水低速回転で切削し、バーに付着した骨片を回収する方法です（図3-1-2）[2]。細胞成分や成長因子を洗い流すことなく回収できることが利点です。そのため骨質が粗な症例や人工骨を併用する症例に向いています。また特別な器材が必要ないことも利点です。注意点は、オーバーヒートを防ぐために回転数を極力落とす必要があること、回転数を落とした際にハンドピースの固定がしっかりしていないとドリルが軸ブレを起こして埋入窩形成に不調をきたす可能性があることなどです。

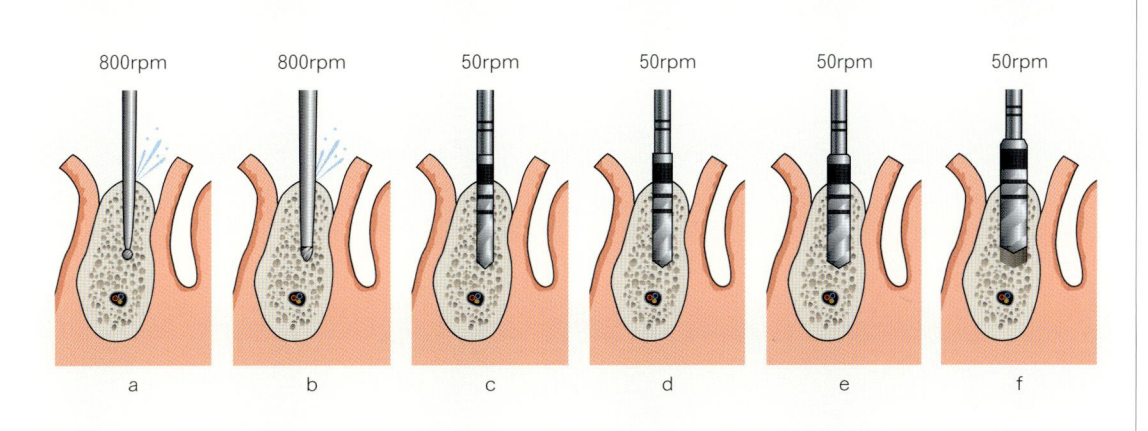

図3-1-2　非注水低速回転での骨回収プロトコール[2]。

● 第 3 部

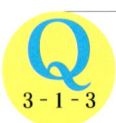

Q 3-1-3 削片骨の細菌汚染はどのように防ぎますか？

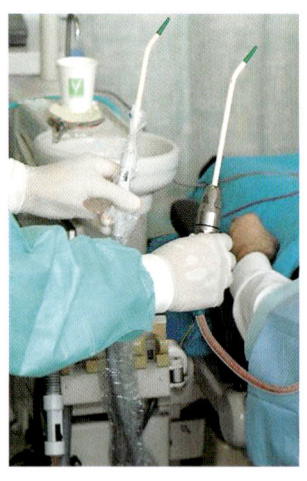

A 3-1-3

以下のように骨採取と唾液吸引の２つのラインを独立させることによって削片骨への細菌混入を防ぎます（図 3-1-3）。

1. 唾液の吸引はエジェクターにサニスリーブをかけて別のラインとして独立させる。
2. 骨回収のラインはより強い吸引力を有するバキュームを使用し、回収した骨はフィルターを使用して生食で洗浄する。
3. 接合部を清潔域とするために必ずサクションチューブで延長を行う。

図 3-1-3　２系統で設定した吸引回収。

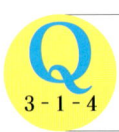

Q 3-1-4 埋入部位近傍の骨表面からの切削片の利点と欠点は？

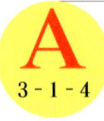

A 3-1-4

　この採取法は、埋入窩形成時の切削片と同様に、ほかの採取部位に侵襲を与えない、採取した骨はすでに砕片で手間がかからないという利点があります。骨量も広い骨面を削ることによって比較的多量を得ることができます。

　しかしその際は骨膜の剥離量、骨面の露出量が多くなります。また採取用の特殊な器具（スクレイパーなど）を使用する必要があります（図 3-1-4）。

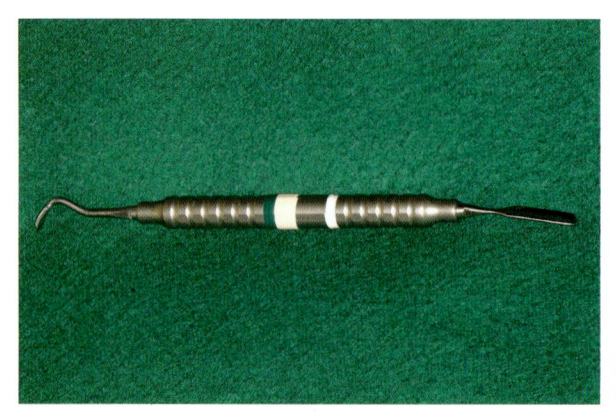

図 3-1-4　ボーンスクレイパー（大信貿易）。

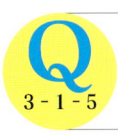

Q 3-1-5 上顎結節からの骨採取の利点と欠点は？

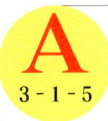

A 3-1-5

　上顎結節からは比較的薄い皮質骨に被覆された、細胞成分に富む海綿骨を採取することが可能です。上顎結節部の骨は軟らかいために破骨鉗子で容易に採取できます。また、若干の付形性があるため移植部位の形態に適合させることも可能です。細胞成分に富むため、骨の生着や再生に有利に働くだけでなく、人工骨との相性も良好です。さらに、非注水で採取可能ですので、細胞成分や成長因子を喪失することなく利用可能です（図3-1-5a）。

　一方で、皮質骨の割合が少なく採取量にも制限があるために、ボリュームの確保は比較的困難です。したがって適用はマイナーオーギュメンテーションにかぎられます（図3-1-5b）。

　注意が必要な解剖学的構造物として大口蓋孔が挙げられますが、上顎結節からは比較的距離があります。前方に走る動脈も、切開線からは離れていますし、口蓋の血流は単独支配領域が少ないため、比較的安全な採取部位と言えます（図3-1-5c）。

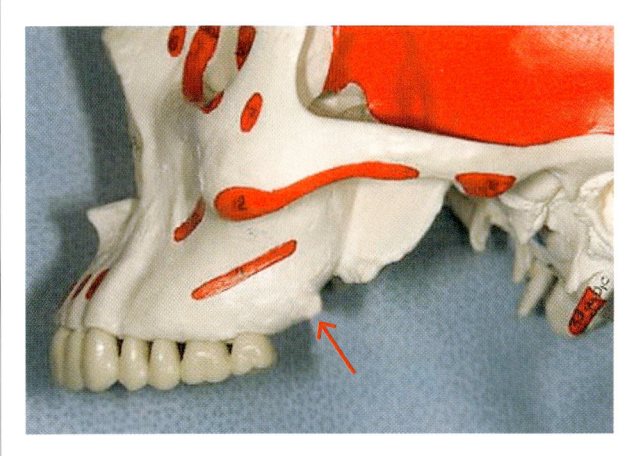

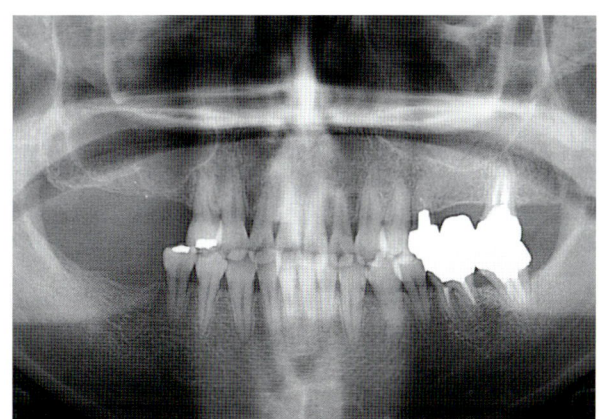

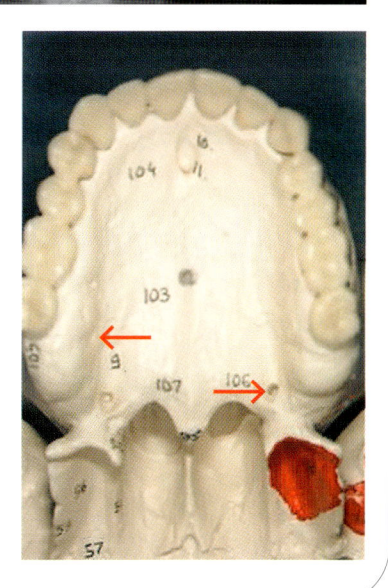

図3-1-5a　骨格模型上での上顎結節（赤矢印）。
図3-1-5b　上顎結節のパノラマ像。皮質骨が薄いことが確認できる。
図3-1-5c　大口蓋孔（下段矢印）ならびに小口蓋孔（上段矢印）。

● 第 3 部

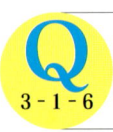

Q 3-1-6 外斜線〜下顎枝からの骨採取の利点と欠点は？

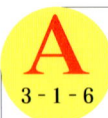

A 3-1-6

　外斜線〜下顎枝からはほかの部位と比較して多くの骨を採取できます。外斜線〜下顎枝は年齢や歯の喪失時期にかかわらず吸収されにくい部位であり、採取された骨は皮質骨の割合が多いためにボリュームの確保が容易です。サイナスリフトなどの多量の移植骨が必要な術式に有効です（図3-1-6a）。またブロック状の骨採取も可能です。

　欠点としては、アプローチが困難で術式がやや難しいこと、併発症の発生率が比較的高いことがあります。アプローチにはストレートハンドピースが必要となる場合があります。また、視野が比較的狭くライトの光も入りづらいため、操作に細心の注意が必要です。

　併発症としては、頬部の腫脹や内出血があります。内出血は術後早期に下顎角部皮下に生じ、徐々に下方に広がります。頸部から鎖骨付近まで広がる例もあります（図3-1-6b）。内出血の消退には2週間以上かかる場合もあります。また、外斜線部の切開時には、頬筋の一部を切開するため、一時的ですが、運動時に違和感を生じます。これらについては術前に十分な説明を行い患者さんの理解を得ておく必要があります。

　なお、下顎角前方約40mmの部位に、下顎下縁から上行する顔面動脈の枝があります。術中に同動脈を損傷することはまれですが、術後に骨採取部の鋭縁による損傷を起こして後出血を起こすことがあります。採取部位の骨鋭縁の平坦化を行い、このようなトラブルを避ける注意も必要です。

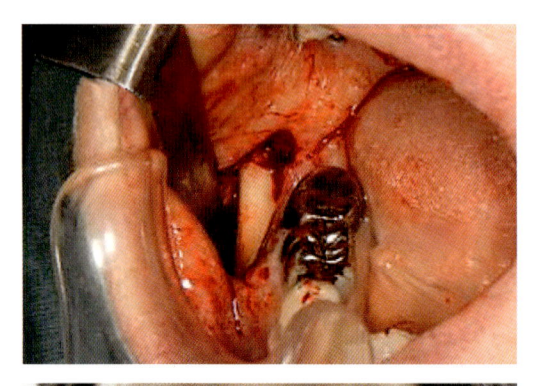

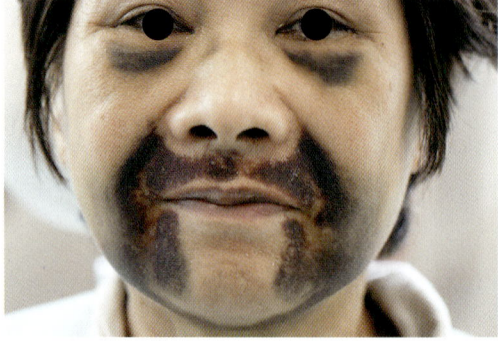

図3-1-6a　外斜線から下顎枝にかけての骨採取の切開。

図3-1-6b　顔面まで及んだ内出血。

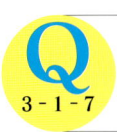

Q 3-1-7 オトガイ部からの骨採取の利点と欠点は？

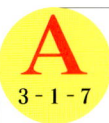

A 3-1-7

オトガイ部は、外斜線〜下顎枝と同様に年齢や歯の喪失時期にかかわらず吸収を起こしづらい部位です。また、採取される骨質も同様に皮質骨の割合が多く、外斜線〜下顎枝と同等のボリュームの確保が可能であり、ブロック状の骨採取も可能です。アプローチに関しては口腔の前方に位置するために、外斜線〜下顎枝と比較すると容易ですが、専用のリトラクターがないと術野の明示が困難な場合もあります。

欠点としては、術後に下顎前歯の感覚異常が起こりやすい点が挙げられます。この感覚異常は、下歯槽神経切歯枝から下顎前歯歯根膜や歯髄に走行する神経や血管の枝を損傷するため起こります。

これらの枝は非常に細くパノラマX線写真やCTで確認できることはきわめてまれです。下顎前歯の根尖孔は下顎オトガイ孔間の唇側歯槽骨表面に近接しているために、オトガイ部から採取するうえでこのような感覚異常を避けることは困難とされています[3]。また術後の腫脹も比較的大きく、骨膜をしっかりとひろった縫合や創部の圧迫を十分に行うことが求められます。

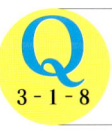

Q 3-1-8 前鼻棘からの骨採取の利点と欠点は？

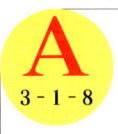

A 3-1-8

前鼻棘からの骨採取は、上顎前歯部埋入症例では、新たな切開を加える必要がないという利点があります。しかし、上顎前歯部唇側には筋付着部位が存在するために、同部の侵襲により違和感や鼻翼が左右に拡大したという顔貌の変化を訴える例もあります。

患者さんには、そのような不快事象に対する十分な説明を行い、理解を求めたうえで処置する必要があります。また、前鼻棘からの採取は破骨鉗子で可能であり比較的容易ですが、採取量に限界があります。したがって、前鼻棘からの骨採取は、上顎前歯部以外をインプラント部位とする症例では、あまり現実的ではないと言えるでしょう。

前鼻棘近傍の前歯部歯槽骨からもトレフィンバーなどを用いて骨採取が可能です。しかし、骨採取部位と埋入部位が近接する場合には、インプラント埋入窩と採取部位とが干渉して、初期固定が得にくくなる可能性があります。

とくに唇側歯頸部に骨欠損がある症例では、初期固定はインプラントの根尖側で獲得することとなりますから影響が大きくなります。そのような際は、移植骨はほかの部位から採取するほうが良いでしょう。

● 第3部

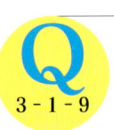

Q 3-1-9 下顎隆起からの骨採取の利点と欠点は？

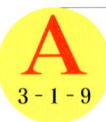

A 3-1-9
　下顎隆起は下顎舌側に存在する骨隆起です。下顎隆起はほとんどが皮質骨で形成されているため、ボリュームの確保も容易です。また、通常は機能にかかわらない骨であるため併発症がほとんどないことも利点です。
　しかし、下顎隆起の大きさはさまざまであり、採取できる骨量には個人差があります。また細胞成分に乏しいため再生能力には限界があります。採取は、フィッシャーバーなどで刻み目を入れたのちに、骨ノミで同部を叩くという手法が一般的です。

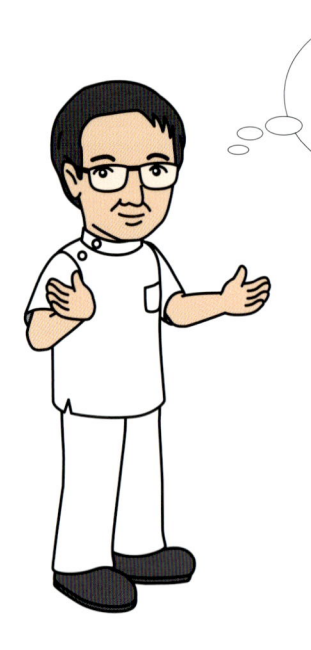

骨移植法を含む骨増生法を応用することによって、思いどおりの位置にインプラントが埋入できることで、さらに進んだインプラント治療が可能となるでしょう。

②自家骨だけで十分か？─負担を低減させる人工骨─

骨増生手術を行う際に自家骨だけでは必要量がまかないきれない場合があります。また、採骨のためにドナーサイトの侵襲が大きくなる可能性もあります。そのような負担を少なくするために人工骨を肯定的に扱っていくことは十分意味があると考えられます。

さらに、近年においては、自家骨によって増生された量が経年的に減少していくことが問題として取り上げられることがあります。したがって、単なる自家骨の代替物ということではなく、自家骨にない特徴をもつ生体材料として人工骨を取り扱っていく、さらにそれらを組み合わせていくことが重要となってきました。

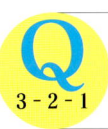

Q 3-2-1 人工骨を自家骨と併用するべきですか？

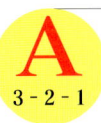

A 3-2-1

自家骨単体、人工骨と自家骨の混合、人工骨単体での移植については、研究が進められていますが、どれが優れているかという点については、結論は出ていません。

自家骨単体は、骨増生における最良の材料と報告されており、長きにわたって移植材のゴールドスタンダードと呼ばれてきました[4]。

しかし自家骨には採取量の制限があるために、量の不足によって十分な効果が得られないことがあります。さらに移植骨は生着までの間に必ず吸収を起こすために多めに填入することが必要です。

一方で、人工骨には採取量の制限がないという利点があります。したがって、ボリュームの不足分を人工骨で補う混合利用に有用性があるとも考えられます。

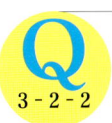

Q 3-2-2 人工骨のみでも良いですか？

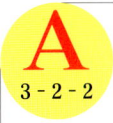

A 3-2-2

人工骨単独使用に関しては、サイナスリフト用の材料としての有用性が示唆されていますが、ほかへの応用について明確なコンセンサスは得られていません。

しかし、自家骨と比較して人工骨単独では骨再生が劣るとの報告も多く[5,6]混合使用がより安全と考えられます。

● 第 3 部

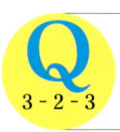

Q 3-2-3 人工骨は吸収性材料と非吸収性材料のどちらが良いですか？

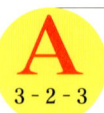

A 3-2-3　双方とも利点があるため、使い分けが必要です。現在はβ-TCPを代表とする吸収性人工骨が注目されています。吸収性材料は自家骨と置換する性質があるために、リモデリングを妨げないという利点があります。本邦では吸収性人工骨は厚生労働省の歯科領域における使用認可が得られていないために、使用は非常に制限されています。

　非吸収性材料の代表であるハイドロキシアパタイト（HA）は、長期にわたって残存し、審美的、機能的な形態を保持し続けることが可能です[7]。

　しかし、吸収されないHAは、感染が起こった際に炎症が拡大しやすいというリスクもあります。HAのもつ利点を利用した予知性の高い審美治療を確立することは、審美領域における長期予後を改善するうえでの今後の課題と考えられます。

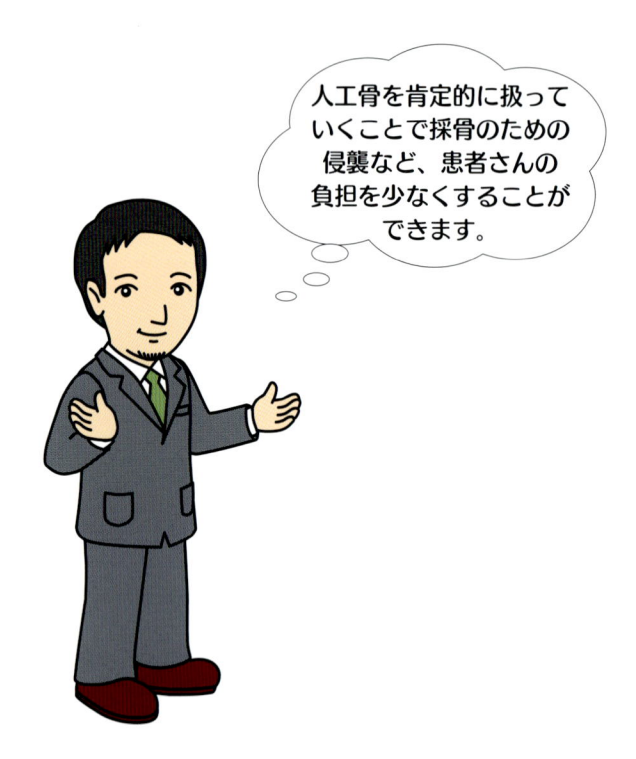

> 人工骨を肯定的に扱っていくことで採骨のための侵襲など、患者さんの負担を少なくすることができます。

③骨移植手術を成功させるにはどうするか？—繊細な移植手技—

骨移植手術にはインプラント埋入手術より細やかな配慮が必要になります。これは骨移植手術の成功が自家骨や人工骨を所定の位置に正しく配置することだけでなく、切開線の設定や縫合の仕方、また粘膜の扱い方などにも大きく依存していることによっています。そこで、ここでは骨移植手術に求められる事項を説明します。

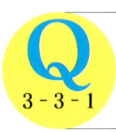

Q 3-3-1 骨移植時には、移植材料を血液と混ぜるべきですか？

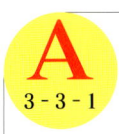

A 3-3-1

血液、とくに全血との混和について、組織学的観点からの利点はほとんど報告されていません。しかし、混和した材料がゲル化することによって操作性が向上するなどの副次的な利点があります。また、多孔質の人工骨と自家骨を併用すると、自家骨の水分が人工骨に吸収されて乾燥するというリスクが存在します。そのため水分の供給という観点からも血液の混和は有用です。また、血餅は最良の血管再生のスキャフォールドであるという利点もあります。

歯科領域での採血は原則として歯科医師が行わなくてはならず、血液採取のために人手を割かなくてはいけないことが難点と考えられます。

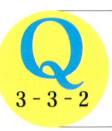

Q 3-3-2 骨移植時の切開線の設定はどのように配慮すべきですか？

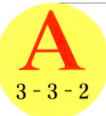

A 3-3-2

フラップの血行を妨げない切開線の設定が重要となります。早期の創閉鎖の決め手は血行確保です。そのためにフラップの血行を妨げないような切開線の設定を行います。フラップが基底部の広い台形となるように縦切開はファーゾーン（根尖側）から開始します。

縦切開の位置は、移植骨や供給側への感染を防ぐためにそれらから5mm以上離して設定します。感染を避けるための有効な距離に関して明確なエビデンスはありませんが、移植部位の直上は必ず避けなければなりません。なお、縦切開後に瘢痕が形成されて審美性が障害されることを避けるために、縦切開を入れずに複数歯の歯肉溝切開を行って術野を確保するケースもあります。

手術創の治癒は可能なかぎり一次治癒で閉鎖させるようにします。そのためには、切開線の断端の創面を可及的にていねいに扱い、きれいに保つことが重要です。そのために剝離しやすい部位に切開線を設け、低侵襲で剝離する必要があります。また、通常のピンセットでフラッ

● 第 3 部

プを取り扱うと、挫滅を起こしてネクローシスを起こすことがあります。最悪の場合、創が嚼開して移植骨にまで感染が及ぶリスクがあるので注意が必要です（図3-3-2）。

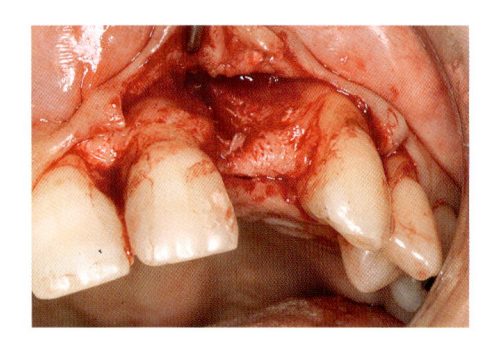

図3-3-2　縦切開を入れずに剥離した症例。

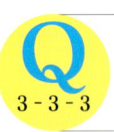

Q 3-3-3　骨移植時に縫合するうえでの注意点は？

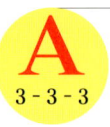

A 3-3-3

　テンションをかけすぎないように注意してください。縫合創が早期に閉鎖するためにも、血行の確保が肝心です。そのためには、縫合糸にテンションをかけすぎないことが必要です。

　縫合糸にかかったテンションは、そのまま歯肉を圧迫して貧血帯を生じさせ、場合によってはネクローシスを起し、創が嚼開します。それを避けるためには、減張切開を活用してテンションフリーの縫合を心がける必要があります。減張切開は、歯肉頬移行部より根尖側で可能なかぎりフラップ基底部付近に設定すると、虚血の影響を受けにくく、また十分な伸びが得られます。

　縫合には基本的にモノフィラメントの縫合糸を使用し、単純縫合を行います。ただし、粘膜の厚い部位や、軽度にテンションの残る部位は、マットレス縫合を併用して嚼開を避ける必要があります。丸針を用いると、フラップがちぎれにくくなります。さらに、針付き縫合糸を使用すると、刺入点がより小さく低侵襲となり安全です。一方で、針付きでない縫合糸を使用して、すべての糸を通し終わってから移植骨やメンブレンを設置すると、汚染が少なく、移植骨やメンブレンの位置が安定しやすいという利点があります（図3-3-3a、b）

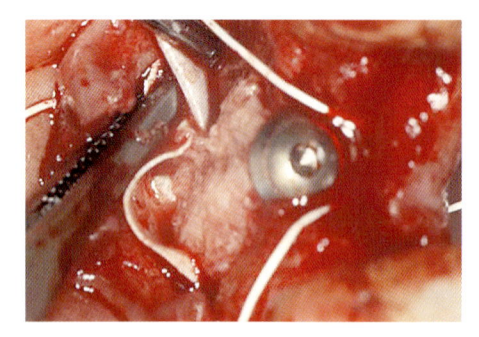

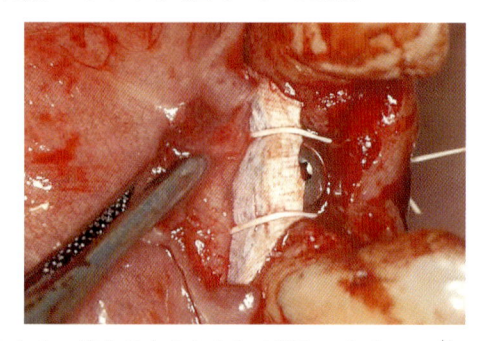

図3-3-3a、b　メンブレン設置の際の位置安定のため、縫合糸をあらかじめ通しておく。　a｜b

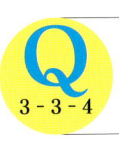

Q 3-3-4 骨を配置する際に特別な対処が必要ですか？

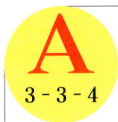

A 3-3-4

　血流確保のための皮質骨穿孔、スペースメイキングへの配慮、汚染に対する注意、移植量に関する配慮が必要です。皮質骨上に骨移植する場合は、骨穿孔を行って血流を確保します。ϕ１mm以下の小径のラウンドバーなどを用いて、皮質骨を貫通させ、骨髄腔に至る孔を複数開けます。これを怠ると、母床骨と移植骨が一体化しないことがあります。なお、唇頬側に穿孔する際は、隣在歯根を損傷しないよう注意が必要です。

　スペースメイキングが必要な部位はブロック骨を優先して使用します。細かい切削片は吸収が早く、ボリュームが失われやすいからです。移植骨は緊密に隙間なく詰め込まずに、ある程度の間隙を設けることが必要と考えられています。なお、移植骨の粒径と間隙の大きさには関連があり、これらを総合的に検討した研究からは、およそ１～２mm程度の粒径の移植材が良好な結果につながるであろうと考えられています[8]。

　移植時には汚染への注意が必要です。いくら適切な口腔内消毒を行っても、歯の表面や歯頸部にはプラークが残存している可能性があります。歯や粘膜に接触した骨は汚染されているリスクがあるため、使用しないほうが良いでしょう。

　移植骨は生着するまでの間に必ず吸収を起こします。そのため、必要量よりも多めに移植する必要があります[9]。できれば必要量の２割から５割程度増量して移植します。しかし、移植骨量を増加させるとテンションフリーの縫合が困難となるために、前述したような十分な減張切開が必要となります。

　なお、高径が不足している顎堤への骨移植は、十分な骨量の確保と緊密かつテンションフリーの縫合の実現が難しいために、まず幅径が不足している顎堤への骨移植で経験を積んでから行うことが推奨されます。

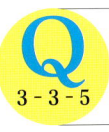

Q 3-3-5 骨移植時にメンブレンは使用すべきですか？

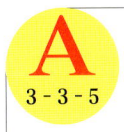

A 3-3-5

　メンブレンは適切に使用された場合は良好な結果が得られますが、使用に失敗すると術前よりも顎堤の条件がきびしくなります。したがってメンブレンの利点と欠点を十分に理解したうえで使用すべきです。

　メンブレン使用の利点は、線維性結合組織や上皮の侵入を遮断できる点です。また、メンブレンをタグで押さえることにより、移植材の位置を安定させることができます。また、フレーム入りの素材などを用いることで、移植材の形態を理想的な形状に誘導することも可能です。

一方でメンブレンを被覆する粘膜に虚血が生じやすくなり、メンブレンの露出や、それにともなう移植骨の感染のリスクがあります。また、非吸収性メンブレンを使用した場合は、メンブレン除去のステップが増えるなど、ステップが煩雑になります。このようにメンブレンの効果はテクニックセンシティブであり、最初はメンブレンを併用せずに経験を積み、その後導入するべきでしょう。

なお、移植材として人工骨を使用する際は線維性結合組織の侵入が比較的多いため、そのような際にはメンブレンの使用が薦められます。また、メンブレンと類似の機能をもつものとしてチタンメッシュなども使用されています（図3-3-5a〜f）。

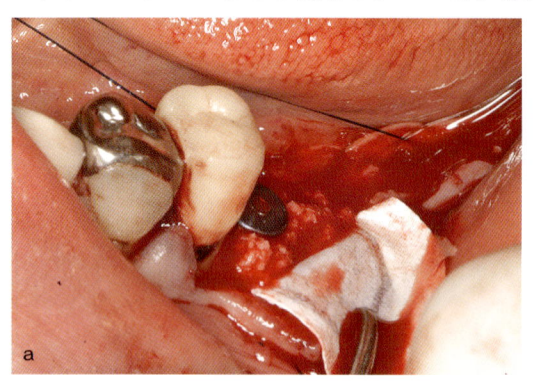

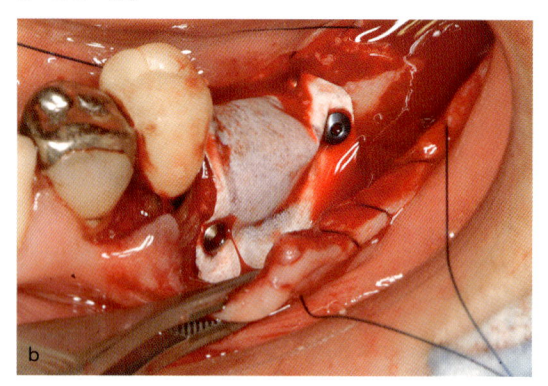

図3-3-5a、b　メンブレンを併用した骨移植。削片骨の移動を防ぐため、メンブレンをタグで止めている。

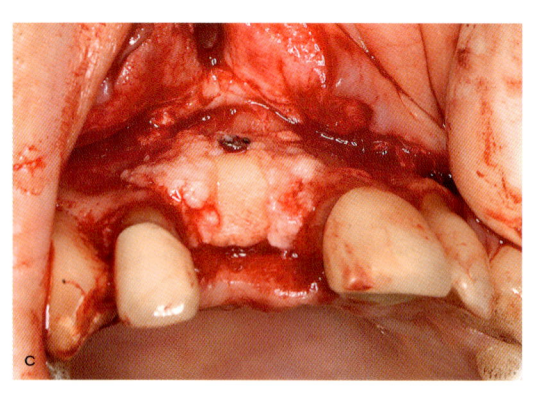

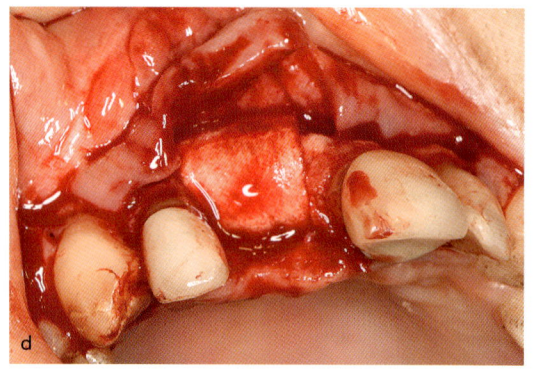

図3-3-5c、d　自家骨ブロックをスクリューで固定した後、周囲に移植した削片をメンブレンで被覆した症例。ブロック骨がメンブレンの支柱となるため、メンブレンの固定を行っていない。

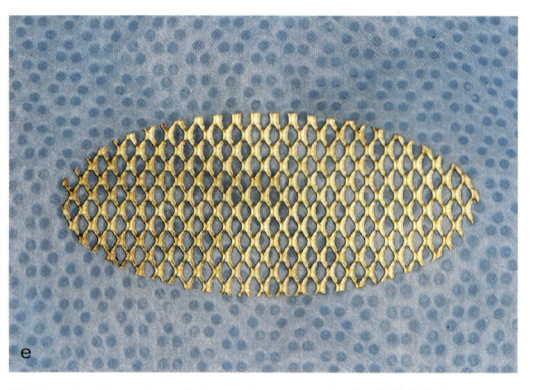

図3-3-5e、f　チタンメッシュによる骨増生。

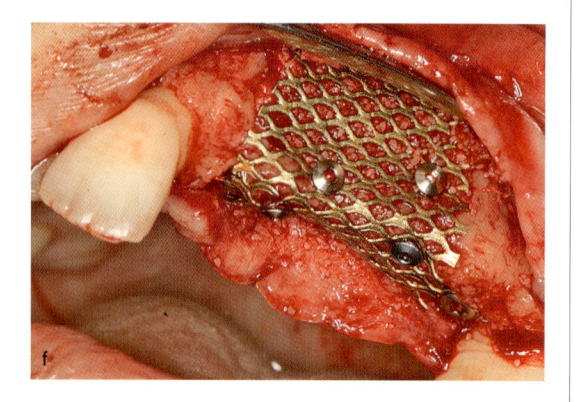

一歩進めたインプラント治療

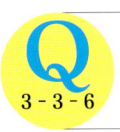

Q 3-3-6 骨移植時にどのような器具を用意すべきですか？

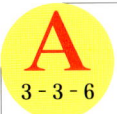

A 3-3-6

通常の処置用具に加えて末梢血回収用の2～3mlシリンジならびに21～23ゲージの針、混和用シャーレ、破骨鉗子ないしボーンミルが必要です。また、必要に応じて手術用とは別に平頭充填器とピンセットを準備します。

骨シリンジは狭いスペースに骨を充填する場合に便利ですが、径が細いものは取り扱いに難があります。また、末梢血を利用して骨片をゲル状にまとめた場合はピンセットでつまむことができ、良好に作業を進められます(図3-3-6a、b)。

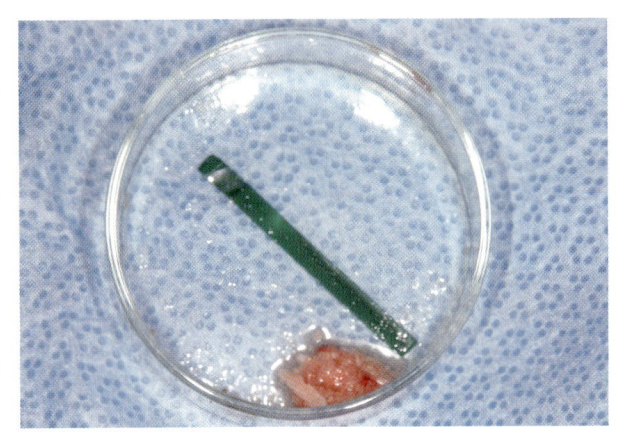

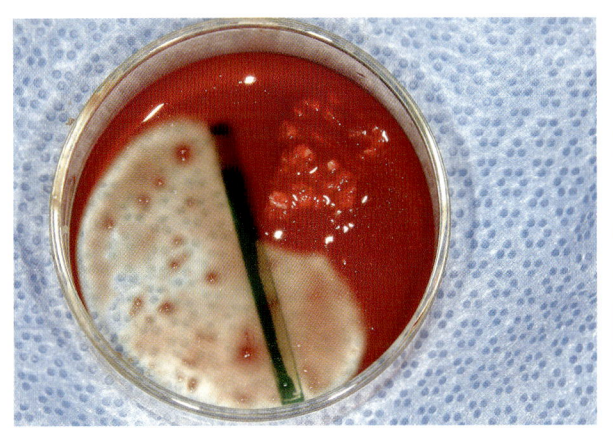

図3-3-6a、b　回収した骨、ならびに抹梢血を混入し、ゲル状となった骨片。　　a|b

骨移植手術を成功させるためには、自家骨や人工骨を正しく配置することはもちろん、切開線の設定や縫合の仕方また粘膜の扱い方などにも注意を払います。

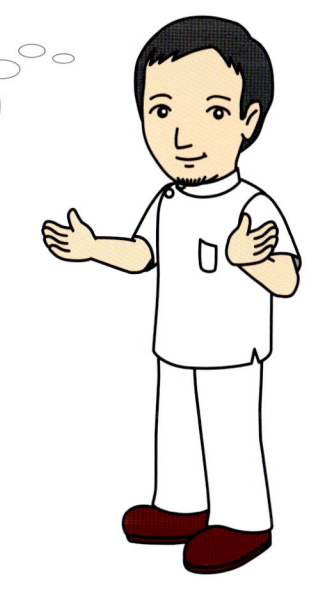

● 第 3 部

④上顎臼歯部を適応症例にするには？―サイナスリフトへの誘い―

　上顎臼歯部へのインプラントの応用は上顎洞の存在によってしばしば妨げられます。上顎洞粘膜の挙上処置は盲目的であり、とくにいわゆるソケットリフト法ではテクニックへの依存性が高いとされていました。しかし、顎骨の三次元的形態がＸ線機器の発達によって容易に把握することができるようになったことと手術器具が改良されたことによって手術への信頼性が向上してきました。検査と新技法に裏づけられたストレスの少ないサイナスリフトが可能になったと言えます。

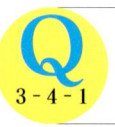

Q 3-4-1 サイナスリフトにはどのようなものがありますか？

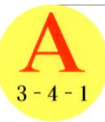

A 3-4-1 　サイナスリフトは上顎洞の拡大や顎堤の垂直的吸収によって十分な垂直的骨量がない顎骨にインプラントを行う際の骨増生法です。上顎洞前壁から到達するラテラルアプローチ（いわゆるサイナスリフト、lateral window technique）と顎堤頂から到達するクレスタルアプローチ（いわゆるソケットリフト）があります。

　クレスタルアプローチではインプラントを同時に埋入するため、既存骨によってインプラントが把持されることが必要であり、既存骨の厚みが3〜5mm程度ある場合が適応と考えられ、それ以下の厚みの場合はラテラルアプローチが適応と考えられます[10]。ラテラルアプローチでは、上顎洞前壁の厚みが歯の喪失にともなう骨吸収によって薄くなっている場合、上顎洞への到達がより容易です。しかしブラキサーなどで頬側に骨隆起をともなう症例は、作業エリアが狭くなるため不向きです。また上顎洞内に隔壁がある場合も上顎洞粘膜を損傷させないためのテクニックが必要となります。

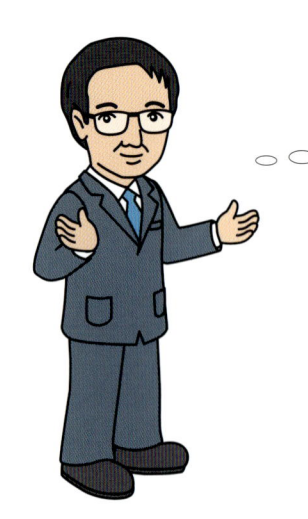

> 顎骨の三次元的形態がＸ線機器の発達によって容易に把握できるようになり、ストレスの少ないサイナスリフトが可能となりました。

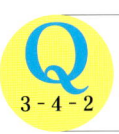

Q 3-4-2 サイナスリフトクレスタルアプローチはどのようなものですか？

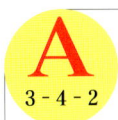

A 3-4-2

　サイナスリフトクレスタルアプローチ(いわゆるソケットリフト)の原点は、水圧で洞底粘膜骨膜を挙上する術式にあります。既存骨をシリンダー、オステオトームをピストンとして、マレットの瞬間的な力で血液を通じて水圧をかけます。オステオトーム自体で粘膜を挙上する変法もありますが、挙上量が多い場合は洞底粘膜骨膜を広範囲で挙上する必要が生じるため、水圧に頼る必要があります。

　しかし既存骨量が少なくて挙上量が多い場合には、既存骨のシリンダーはストロークが減少して効率が悪くなります。また、埋入したインプラントの初期固定も低下します。

　さらに、複数歯にわたるクレスタルアプローチの場合、各埋入窩が上顎洞内でつながるために水圧が逃げる場合もあります。このような場合は、ほかの埋入窩を深度測定ゲージなどで塞いで、圧力が逃げないようにする必要があります(図3-4-2a)。近年では、クレスタルアプローチを安全に行える器具も提供されており(図3-4-2b、c：neobio tech)、ストレスの少ない手術が可能となってきました。

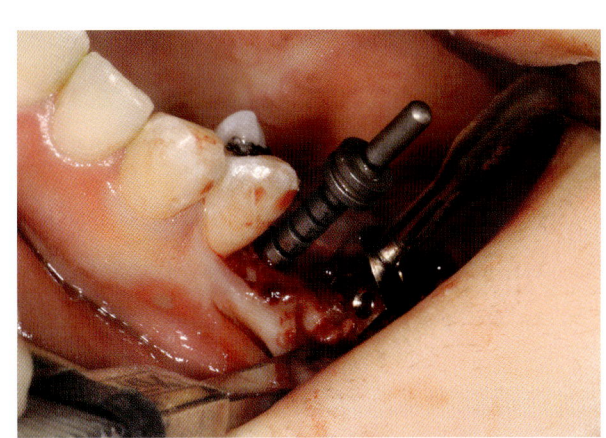

図3-4-2a　複数歯連続におけるクレスタルアプローチの一例。深度測定ゲージを利用し、圧力が抜けるのを防ぐ。

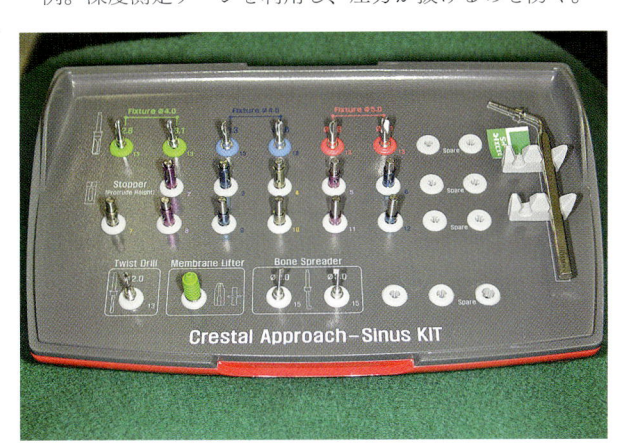

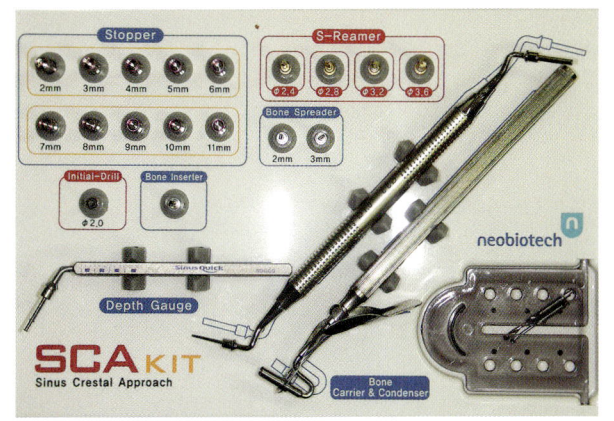

図3-4-2b、c　市販されているさまざまなクレスタルアプローチ用キット。さまざまな径のドリルとストッパーからなる。

● 第3部

⑤どうすればきれいになるか？─審美症例の埋入の原則─

　インプラントの残存率はかぎりなく100%に近づいています。しかし、成功率は事情が若干異なります。たとえば審美領域では、いかにインプラントが頑丈に植立した状態で上部構造がしっかりと装着されていても、それがきれいでなければ成功とはみなされないからです。
　インプラント治療が美しい結果をもたらすには、十分な診査に基づいた三次元的に正しい位置へのインプラント埋入がまず必要となります。

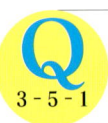

Q 3-5-1 審美ゾーンへのインプラント埋入の注意点は？

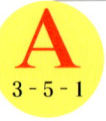

A 3-5-1 　インプラントの審美性を左右する重要な要素は、適切な位置にインプラントを設置するということです。具体的には、プラットフォームの垂直的位置、頬舌的な位置、近遠心的な位置、インプラントの軸の傾斜方向の4点に注意を払います。

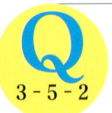

Q 3-5-2 審美ゾーン埋入での垂直的位置は？

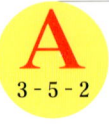

A 3-5-2 　1回法インプラントではプラットフォームの垂直的な位置を両隣在歯のセメントエナメルジャンクション（CEJ）より約1mm下方に設置します。プラットフォームの位置が深すぎると過度の骨吸収が起き、浅すぎるとインプラント体自身が審美性を障害します。2回法インプラントではプラットフォームの垂直的な位置は顎骨の高さが基準となります（図3-5-2）。

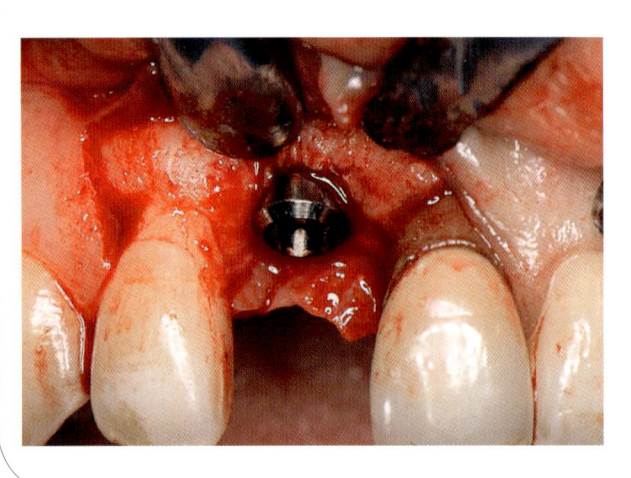

図3-5-2　1回法インプラントのプラットフォームの垂直的位置の目安。

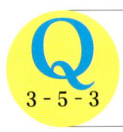

Q 3-5-3 審美ゾーン埋入での頬舌的位置は？

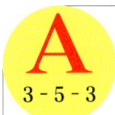

A 3-5-3 頬舌的には、インプラントの唇側萌出点が両隣在歯の唇側面を結んだラインより口蓋側に1mm程度引っ込んだ位置に設置します。また唇側に最低1〜2mmの骨が残るようにします。生物学的幅径を確保するために生じる生理的な骨吸収がインプラント周囲骨の高さの減少を起こさないようにするためです（図3-5-3）[11]。

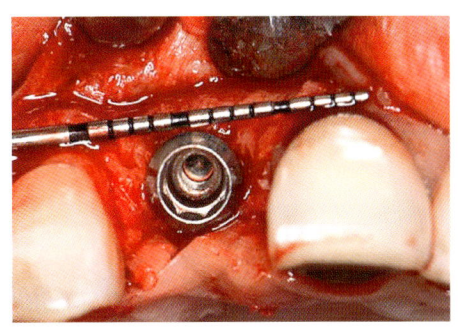

図3-5-3　1回法インプラントのプラットフォームの頬（唇）舌的位置の目安。

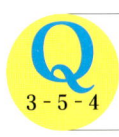

Q 3-5-4 審美ゾーン埋入での近遠心的位置は？

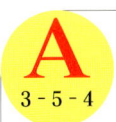

A 3-5-4 近遠心的にはインプラントを両隣在歯から1.5mm以上離します。やはり、生物学的幅径に基づく骨吸収がインプラント周囲骨の高さの減少を起こさないようにするためです。インプラント周囲骨の高さの近遠心的な維持は、歯間乳頭の保存にも影響します（図3-5-4a）。

このように審美ゾーンでのインプラントの埋入位置には垂直的、頬舌的、近遠心的に制約があるために、その条件を満たす径のインプラントの適用が望ましいと考えられます。なお、生物学的幅径に基づくインプラント周囲の骨吸収を防ぐために、いわゆるプラットホームシフトタイプのインプラントも応用されてきています（図3-5-4b）。

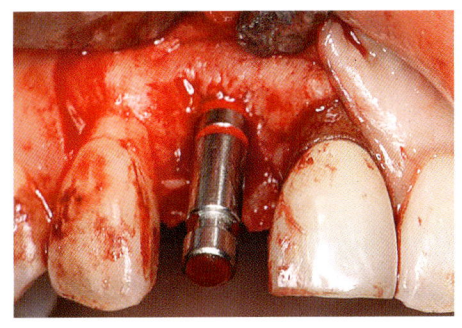

図3-5-4a　1回法インプラントのプラットフォームの近遠心的位置の目安。

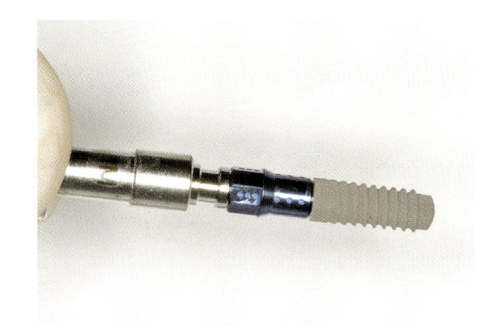

図3-5-4b　プラットフォームスイッチングタイプのインプラント。

●第3部

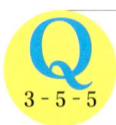

Q 3-5-5 審美ゾーン埋入でのインプラントの軸の傾斜は？

A 3-5-5 インプラントの軸の傾斜は咬合平面に対してなるべく垂直になるようにします。インプラントの軸と上部構造の軸に大きな差があると、両者の変曲点部が粘膜を圧迫して粘膜が退縮する可能性があるからです。また、スクリュー固定補綴物の場合には、唇側面にアクセスホールが露出して審美障害が起こることを防ぐために、インプラントの軸を唇側に傾けないで上部構造の軸となるべく等しくさせることが必要です(図3-5-5)。

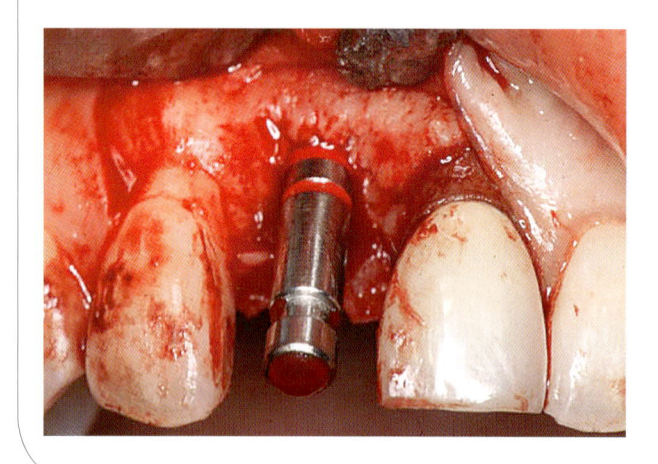

図3-5-5　1回法インプラントのプラットフォームの頰(唇)舌的傾斜の目安。

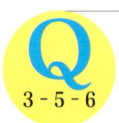

Q 3-5-6 審美ゾーン埋入での骨移植は？

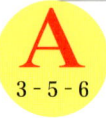

A 3-5-6 審美ゾーンでの骨移植は、適正な位置にインプラントを配置しようとした際に、不足している骨量を補填するという目的で行います。また、歯根に相当する豊隆を顎堤唇側部に付与してより自然でシンメトリカルな外観を得るために骨移植を行うこともあります(図3-5-6a、b)。

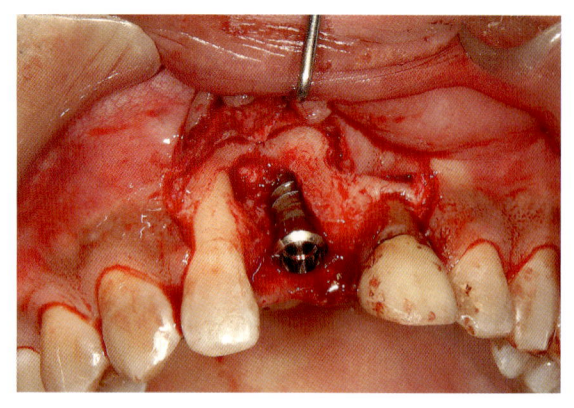

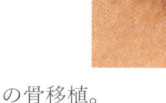

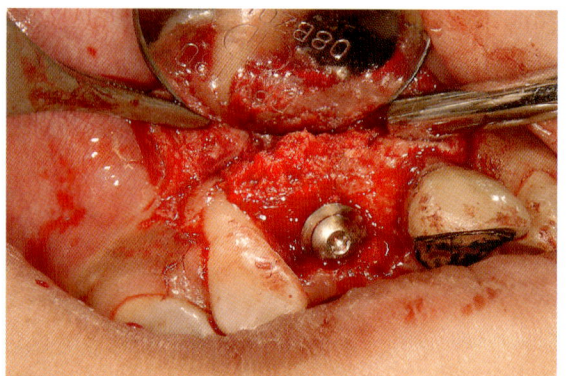

図3-5-6a、b　審美ゾーンにおける骨量不足時の唇側への骨移植。　　　　　　a|b

⑥審美症例での補綴操作は？―精緻な手技のもたらす満足―

インプラント埋入とならんで、インプラント治療の審美的結果を確かなものとするもうひとつの決め手は補綴操作です。最終補綴物の製作こそ歯科技工士に負託しますが、テンポラリークラウンの調整を通した審美条件の適正化に歯科医師は大きくかかわります。

テンポラリークラウンによって直接的に現される歯冠形態と粘膜貫通部を介して育まれる周囲粘膜形態がその審美条件です。これらによって導かれた歯冠と周囲粘膜が口元の美しさを演出することとなります。

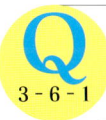

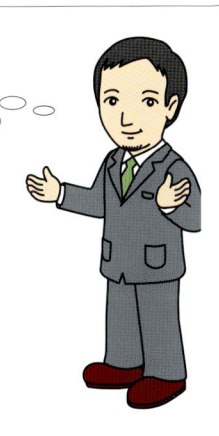

Q 3-6-1 審美ゾーンでのテンポラリークラウンの注意点は？

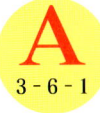

A 3-6-1 テンポラリークラウンで歯冠形態の確認を行うことは基本です。しかしインプラントの審美性には上部構造の審美性もさることながら、周囲粘膜の審美性が同様に重要です。周囲粘膜の退縮が生じたり歯根に相当する豊隆形態が欠如したりしている症例は、いくらきれいな歯冠が装着されていても審美的に優れているとは言えません。

このような周囲粘膜の形態は補綴物のエマージェンスプロファイルの形態と関与しています。したがってテンポラリークラウンの段階から適切なエマージェンスプロファイルを十分な時間をかけて付与して良好な粘膜形態を育成し管理する必要があります（図3-6-1a、b）。

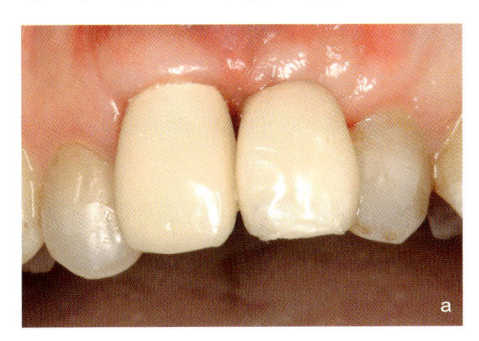

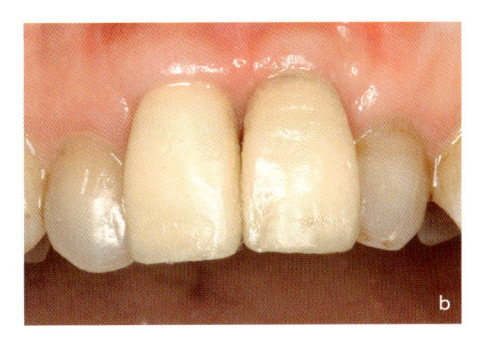

図3-6-1a、b テンポラリークラウン装着時、ならびに修正により適切な粘膜形態が付与された症例。

審美的結果を確かなものとするもうひとつの決め手は補綴操作です。

● 第3部

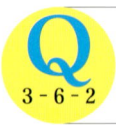

Q 3-6-2 審美ゾーンでの印象の注意点は？

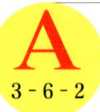

A 3-6-2 審美修復を行うためにはテンポラリークラウンを使って整えた周囲粘膜形態を正確に再現する工夫が必要です。

印象用コーピングはテンポラリークラウンと比較して細いため（図3-6-2a、b）、そのまま使用すると粘膜形態の再現ができません。そこで印象用コーピングの改造が必要となります。改造によって印象用コーピング上にテンポラリークラウンのエマージェンスプロファイルの形態を再現するわけです。

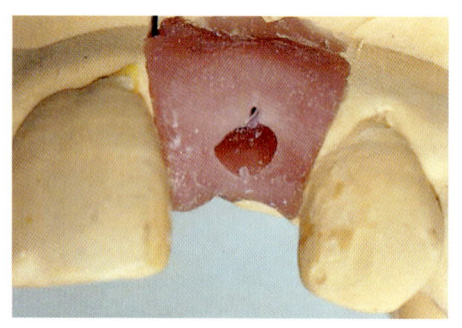

図3-6-2a　粘膜形態と適合していない印象コーピングで印象した場合の粘膜模型。

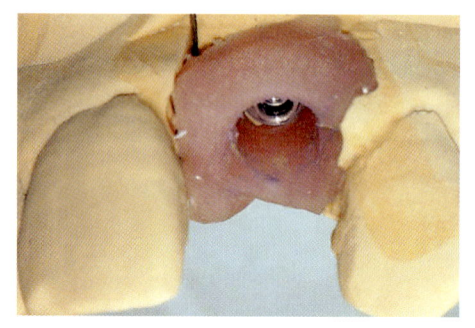

図3-6-2b　印象コーピングを粘膜形態と適合させて印象した場合の粘膜模型。

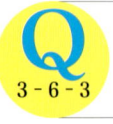

Q 3-6-3 印象用コーピングの改造はどうやるのですか？

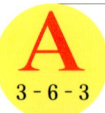

A 3-6-3 まずテンポラリークラウン作製用の模型上に形態が整えられたテンポラリークラウンを装着して、その周囲にシリコーン印象材を流します。印象材硬化後にテンポラリークラウンを取り外し、印象用コーピングを模型上に装着します。そして印象用コーピングの周囲に常温重合レジンを流し込み、テンポラリークラウンのエマージェンスプロファイルを印象用コーピング上に再現します。このとき、印象用コーピングのアンダーカットを必要以上に埋めてしまわないよう注意します。また印象用コーピングの頬舌的な向きも記しておきます。完成した改造印象用コーピングは、いわばテンポラリークラウン粘膜貫通部のコピーと言えます（図3-6-3）。

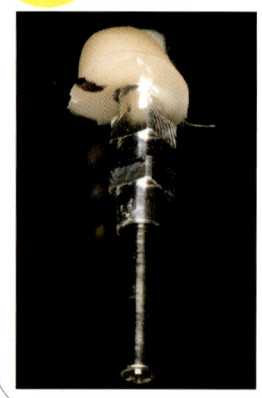

図3-6-3　印象用コーピング上にテンポラリークラウンのエマージェンスプロファイルが再現された状態。

一歩進めたインプラント治療

Q 3-6-4 改造印象用コーピングでの印象はどうやるのですか？

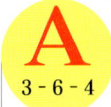

A 3-6-4

まず改造印象用コーピングをインプラント上に向きを間違えないよう装着し、粘膜の倒れ込みが防止できているか、圧排ができているかを確認します。

圧排の目安としては、軽度の虚血帯が生じ、2〜3分以内に消退する程度が目安となります。この後の印象手順は通法と同様です（図3-6-4）。

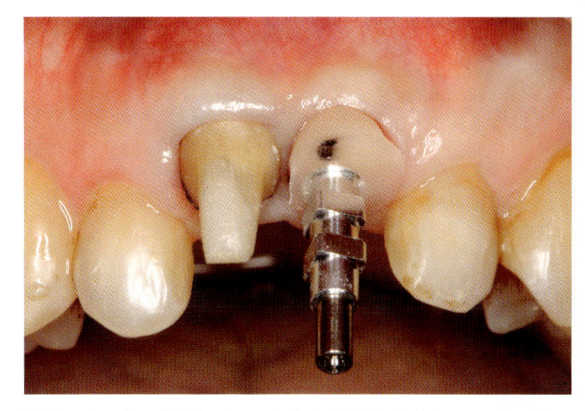

図3-6-4　歯肉にセットされた改造印象コーピング。虚血帯の消退が確認できる。

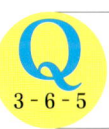

Q 3-6-5 審美領域における失敗のリカバリーは可能ですか？

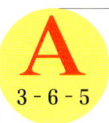

A 3-6-5

きわめて難しいと考えてください。上部構造の破折などに対する修理は比較的簡単に行えます。しかし粘膜退縮による審美的問題への対応は困難です。解決策として粘膜の単独移植や粘膜移植と骨移植の併用が行われることがありますが、この方法はテクニックセンシティブであるうえに予知性が不明確であるため、十分に功を奏すと言えません。これらの問題症例（図3-6-5）の原因の多くはインプラントの埋入位置に由来しているものであり、移植を行うことのみではその解決が図られないからです。

症例の難易度を見極めたうえで無理のない治療計画を作成し、十分な骨量の回復と正しい位置への埋入を行うことが審美症例を行ううえでの原則と考えられます。

図3-6-5　審美領域における難症例の一例。審美性の解決はきわめて困難。

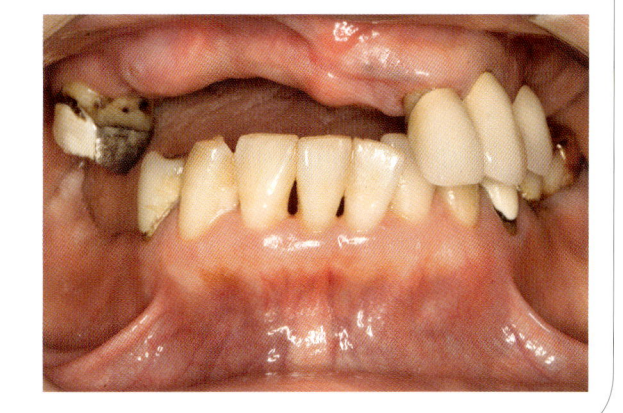

参考文献

1. Graziani F, Cei S, Ivanovski S, La Feria F, Gabriele M.:A systematic review of the effectiveness of bone collectors. Int Int J Oral Maxillofac Implant：2007 Sep-Oct；22（5）：729-735.
2. Eduardo Anitua, Carmen Carda Isabel andia.:A Novel Drilling Procedure and Subsequent Bone Autograft Preparation：A Technical Note. INT J ORAL MAXILLOFAC IMPLANT. 2007：22：138-145.
3. Weibull L, Widmark G, Ivanoff CJ, Borg E, Rasmusson L.:Morbi9dity after chin bone harvesting-a restrospective long-term follow-up study Clin Implant Dent Relat Res：2009, Jun；11（2）, 149-157.
4. Sittitavornwong S, Gutta R：Bone graft harvesting from regional sites. Oral Maxillofac Surg Clin North Am, 2010 Aug；22（3）：317-330.
5. Artzi Z, Weinreb M, Carmeli G, Lev-Dor R, Dard M, Nemcovsky CE.:Histomorphometric assessment of bone formation in sinus augmentation utilizing a combination of autogenous and hydorxyaparite/biphasic tricalcium phosphate graft materials：at 6 and 9 months in humans. Clin Oral Implant Res 2008：Jul；19（7）：686-692.
6. Nakamura T, Shiota M, Kihara H, Yamashita Y, Kasugai S. Effects of Granule Size and Surface Properties of Red Algae-derived Resorbable Hydroxyapatite on New Bone Formation. Journal of Oral Tissue Engineering 2009：6（3）167-179.
7. Schlegel KA, Fichtner G, Schulze-Mosgau S, Wilfang J.：Histologic findings in sinus augmentation with autogenous bone chips versus a bovine bone susbstitute. Int J Oral Maxillofac Implant. 2003 Jan-Feb；18（1）：53-58.
8. Kon K, Shiota M, Ozeki M, Yamashita Y, Kasugai S. Bone augmentation ability of autogenous bone graft particles with different sizes：a histological and micro-computed tomography study. Clin Oral Implants Res. 2009 Nov；20(11)：1240-1246.
9. Sbordone L, Toti P, Menchini-Fabris GB,Sbordone C, Piombino P,Guidetti F.:Volume changes of autogenous bone grafts after alveolar ridge augmentation of atrophic maxillae and mandibles. Int J Oral Maxillofac Implant：Surg 2009 Oct；38(10)：1059-1065.
10. Esposito M, Grusovin MG, Rees J, Karasoulos D, Felice P, Alissa R, Worthington H, Coulthard P.:Effectiveness of sinus lift procedures for dental implant rehabilitation：a Cochrane systematic review. Eur J Oral Implant 2010 Spring；3（1）：7-26.
11. Buser D, Martin W, Belser UC.:Optimizing esthetics for implant restorations in the anterior maxilla：anatomic and suirgical considerations. Int J Oral Maxillofac Implant 2004；19 Suppl：43-61.

索引
(五十音・英字・その他の順)

あ

アーチファクト ・・・・・・・・・・・・・・・・・・・ 78
アクセスホール ・・・・・・・・・・・・ 59、60、61、98
アタッチメント ・・・・・・・・・・・・・・・・・ 56、57
アドソン型 ・・・・・・・・・・・・・・・・・・・・・ 36
アバットメント ・・・・・・・・・・・・・・・・・ 59、72
アバットメント締結 ・・・・・・・・・・・・・・・・・ 52
アバットメントレベルの印象 ・・・・・・・・・・・・・ 63
アングルドアバット（角度つきアバットメント）・・・ 65

い

移植骨 ・・・・・・・・・・・・・・・・・・・ 40、90、91
移植材料 ・・・・・・・・・・・・・・・・・・・・・・・ 89
維持力 ・・・・・・・・・・・・・・・・・・・・・・・・ 60
一口腔単位の治療計画 ・・・・・・・・・・・・・・・・ 27
一次治癒 ・・・・・・・・・・・・・・・・・・・・・・・ 89
印象 ・・・・・・・・・・・・・・・・・・・・・・・・・ 63
印象キャップ ・・・・・・・・・・・・・・・・・・ 64、66
印象用コーピング ・・・・・・・・ 64、65、66、70、100
インプラントアナログ ・・・・・・・・・・・・ 65、66、70
インプラント間の角度差 ・・・・・・・・・・・・・・・ 72
インプラント支持オーバーデンチャー ・・・・・ 15、56
インプラント支持有床可撤性補綴物 ・・・・・・・・・ 57
インプラント周囲炎
・・・・・・・・・・・・ 46、47、54、57、70、75、76、77
インプラント周囲粘膜 ・・・・・・・・・・・・・・ 47、77
インプラント周囲粘膜炎 ・・・・・・・・・・ 75、76、77
インプラント周囲の新生骨の石灰化 ・・・・・・・・・ 53
インプラント周囲のプロービング ・・・・・・・・・・ 77
インプラントと天然歯との連結 ・・・・・・・・・・・ 55
インプラントの印象 ・・・・・・・・・・・・・・・・・ 63
インプラントの軸の傾斜 ・・・・・・・・・・・・・・・ 98
インプラントの平行性 ・・・・・・・・・・・・・・・・ 59
インプラント表面滑沢化 ・・・・・・・・・・・・・・・ 76
インプラント用の印象材 ・・・・・・・・・・・・・・・ 65
インプラントレベルの印象 ・・・・・・・・・・・・・・ 63

え

エマージェンスプロファイル ・・・・・・ 69、99、100
延長ブリッジ ・・・・・・・・・・・・・・・・・・・・ 48

お

オーバーデンチャー ・・・・・・・・・・・・・・ 14、15
オープントレー ・・・・・・・・・・・・・・・・ 64、66
オープントレー法 ・・・・・・・・・・・・・・・・・・ 65
オールセラミック冠 ・・・・・・・・・・・・・・ 61、62
オイフ ・・・・・・・・・・・・・・・・・・・・・・・・ 43
オステオトーム ・・・・・・・・・・・・・・・・・・・ 95
オッセオインテグレーション ・・・・ 16、52、53、70
オトガイ孔 ・・・・・・・・・・・・・・・・ 28、32、33
オトガイ神経切歯枝 ・・・・・・・・・・・・・・ 28、33
オトガイ部 ・・・・・・・・・・・・・・・・・・・ 80、85

か

開口障害 ・・・・・・・・・・・・・・・・・・・・・・・ 26
介護者 ・・・・・・・・・・・・・・・・・・・・・・・・ 58
外斜線〜下顎枝 ・・・・・・・・・・・・・・ 80、84、85
改造印象用コーピング ・・・・・・・・・・・・・・・ 101
回転沈下 ・・・・・・・・・・・・・・・・・・・・・・・ 57

Index

回転的荷重 ････････････････････････ 52
回避義務 ･･････････････････････････ 28
解剖学的構造 ････････････････････ 12
海綿骨 ･･････････････････････････ 83
ガウン ･･････････････････････････ 43
ガウンの装着 ････････････････････ 44
替え刃メス ･･････････････････ 35、39
替え刃メスホルダー ･･････････ 35、36
下顎管 ･･････････････････ 27、28、31
下顎臼歯部中間欠損 ･･･････････ 12、14
下顎2本インプラント支持オーバーデンチャーケース
　････････････････････････････････ 14
下顎遊離端欠損 ･･････････････ 12、13
下顎隆起 ･･･････････････････ 80、86
顎位記録 ････････････････････････ 67
顎下腺管 ････････････････････････ 34
顎関節 ･･････････････････････････ 27
顎関節症 ････････････････････････ 26
顎関節の異常 ･･････････････ 25、26
顎骨 ･･･････････････････････････ 80
顎舌骨筋線 ････････････････ 28、34
顎堤萎縮症例 ････････････････････ 57
顎堤粘膜 ････････････････････････ 27
顎堤の高さ、幅 ･･････････････ 19、21
角度つきのアバットメント ･･････････ 59
下歯槽神経 ･･････････ 10、13、31、32
下歯槽神経切歯枝 ･････････････････ 85
下歯槽動・静脈 ･･･････････････････ 31
荷重時期 ････････････････････････ 51
カストロビージョ型 ･････････････････ 37
可撤性 ･････････････････････････ 57
可撤性義歯 ･････････････････････ 47
ガラス鏡 ････････････････････････ 35

感覚異常 ････････････････････････ 85
管状構造 ････････････････････････ 33
カンチレバー構造 ･････････････････ 58
寒天印象材 ･･････････････････････ 65
顔貌写真 ････････････････････････ 73

き

機械的デブライドメント ･･････････ 76
既存骨 ･･････････････････････････ 52
義歯床による発音障害や異物感 ････ 58
逆角針 ･･････････････････････････ 38
吸収性材料 ･･････････････････････ 88
矯正用ワイヤー ･･･････････････････ 70
頬舌的位置 ･･････････････････････ 97
共鳴振動周波数分析装置 ･･･････････ 53
局所抗菌剤投与 ･･････････････････ 76
虚血 ･･･････････････････････ 90、92
虚血性心疾患 ････････････････････ 18
虚血帯 ･････････････････････････ 101
近遠心的位置 ････････････････････ 97
近遠心的スペース ･････････････ 19、22
金属床義歯 ･･････････････････････ 50
筋付着部 ････････････････････････ 29

く

クラスプレスデンチャー ･････････････ 50
クリアランス
　･･････････ 19、22、23、47、59、60、61、62、72
クレスタルアプローチ ･･････････ 94、95
クレスタルアプローチ用キット ･･････ 95
クローズドトレー ･････････････ 64、66
クローズドトレー法 ････････････････ 66
グローブ ･････････････････････････ 44

け

傾斜埋入症例	65
血圧計	18
血液	89
血管結紮	30
血餅	89
血流確保	91
研究用模型	19、20、70、71
原則禁忌	16
減張切開	90

こ

コーンビームCT	78
咬頬	46、49
口腔内機能の履歴	25
口腔内診査	27
口腔内清掃状態	25
口腔の変化に対応した長期的な治療計画	47
高径	27
高血圧症	18
咬合異常	25、26
咬合干渉	23
咬合高径	22
咬合採得	67
咬合調整	74
咬合不正	61
咬合平面	22
咬合平面の不正	19、23
咬舌	46、49
咬耗	19、24
鼓形空隙	22、23、55
ゴシックアーチ描記	67
骨移植	38、42、76、89、91、98

骨移植手術	89
骨移植法	80
骨採取	80、82、83、84、86
骨再生	87
骨穿孔	91
骨増生	11
骨増生手術	87
骨増生法	80、94
骨粗鬆症	18
コットンペレット	76
骨ノミ	86
骨膜の剥離量	82
骨膜剥離子	35、37
骨面の露出量	82
固定性	57
固定性補綴物	15、56、57、58
コデンタルスタッフ	43
混合使用	87

さ

サージカルモーター	35、39
最終印象	69
最終補綴物	69
再生能力	86
サイナスリフト	84、87、94
細胞成分	81、83
作業模型	62、72、73
サベーイング	72
挫滅	90
暫間補綴物	49、50
酸洗浄	76
残存歯歯槽骨	27
残存歯に対する過重負担	49
残存歯の予後の悪化	49

Index

残存率 ・・・・・・・・・・・・・・・・・・・・・・・・・・・・・・ 96
サンドブラスト清掃 ・・・・・・・・・・・・・・・・・・ 76
残留セメント ・・・・・・・・・・・・・・・・・・ 60、75
残留レジン ・・・・・・・・・・・・・・・・・・・・・・・・・ 70

し

シェード写真 ・・・・・・・・・・・・・・・・・・・・・・・ 73
歯科技工士 ・・・・・・・・・・・・・・・・・・・・・・・・・ 72
自家骨 ・・・・・・・・・・・・・・・・・・・・・・・ 80、87
歯科用ピンセット ・・・・・・・・・・・・・・・・・・・ 36
歯間下部鼓型空隙 ・・・・・・・・・・・・・・・・・・・ 65
歯冠形態 ・・・・・・・・・・・・・・・・・・・・・・・・・・・ 99
歯間乳頭 ・・・・・・・・・・・・・・・・・・・・・ 11、97
ジグ ・・・・・・・・・・・・・・・・・・・・・・・・・・・・・・ 70
歯根型アタッチメント ・・・・・・・・・・・・・・・ 57
支持域 ・・・・・・・・・・・・・・・・・・・・・・・・・・・・ 67
歯周病 ・・・・・・・・・・・・・・・・・・・・・・・・・・・・ 25
持針器 ・・・・・・・・・・・・・・・・・・・・・・・ 35、37
自然感 ・・・・・・・・・・・・・・・・・・・・・・・・・・・・ 58
歯肉溝切開 ・・・・・・・・・・・・・・・・・・・・・・・・ 89
歯肉色ポーセレン ・・・・・・・・・・・・・・・・・・ 58
歯肉色レジン ・・・・・・・・・・・・・・・・・・・・・・ 58
刺入点 ・・・・・・・・・・・・・・・・・・・・・・・・・・・・ 90
シャーレ ・・・・・・・・・・・・・・・・・・・・・ 40、42
周囲粘膜 ・・・・・・・・・・・・・・・・・・・・・・・・・・ 99
自由度 ・・・・・・・・・・・・・・・・・・・・・・・・・・・・ 54
出血 ・・・・・・・・・・・・・・・・・・・・・・・・・ 75、77
常温重合レジン ・・・・・・・・・・・・・・・・・・・ 100
上顎臼歯部遊離端 ・・・・・・・・・・・・・・・・・・ 29
上顎結節 ・・・・・・・・・・・・・・・・ 42、80、81、83
上顎小臼歯部中間欠損 ・・・・・・・・・・・ 12、13
上顎洞 ・・・・・・・・・・・・・・・・・ 10、13、28、29
上顎洞炎 ・・・・・・・・・・・・・・・・・・・・・・・・・・ 27
上顎洞形態 ・・・・・・・・・・・・・・・・・・・・・・・・ 27
上顎洞底 ・・・・・・・・・・・・・・・・・・・・・・・・・・ 13
上顎洞内へのインプラント体迷入 ・・・・・・ 50
上顎洞粘膜 ・・・・・・・・・・・・・・・・・・・・・・・・ 94
床義歯 ・・・・・・・・・・・・・・・・・・・・・・・・・・・・ 49
小帯切除 ・・・・・・・・・・・・・・・・・・・・・ 24、32
小帯の位置異常 ・・・・・・・・・・・・・・・・ 19、24
小帯の高位付着 ・・・・・・・・・・・・・・・・・・・・ 24
ショートインプラント ・・・・・・・・・・・・・・ 54
上部構造の脱離 ・・・・・・・・・・・・・・・・ 46、47
上部構造の破折 ・・・・・・・・・・・・・・・・・・・・ 46
上部構造破折の予防 ・・・・・・・・・・・・・・・・ 47
症例の難易度の分類 ・・・・・・・・・・・・・・・・ 14
初期固定 ・・・・・・・・・・・・・・・・・・・・・・・・・・ 52
食片圧入 ・・・・・・・・・・・・・・・ 46、47、49、55
食片滞留 ・・・・・・・・・・・・・・・・ 23、46、47、49
シリコーン印象材 ・・・・・・・・・・・・・・・・・ 100
シリコーンバイト ・・・・・・・・・・・・・・・・・・ 67
ジルコニア ・・・・・・・・・・・・・・・・・・・・・・・・ 73
人工骨 ・・・・・・・・・・・・・・・・・・・・・・・ 81、87
新生骨 ・・・・・・・・・・・・・・・・・・・・・・・・・・・・ 52
診断用ワックスアップ ・・・・・・・・・・・ 20、21
深度測定ゲージ ・・・・・・・・・・・・・・・・・・・・ 95
審美性 ・・・・・・・・・・・・・・・・・・・・・・・・・・・・ 11
審美ゾーン ・・・・・・・・・・・・ 96、97、98、99、100
審美的不満 ・・・・・・・・・・・・・・・・・・・・・・・・ 46
審美領域 ・・・・・・・・・・・・・・・・・ 13、69、101

す

垂直的位置 ・・・・・・・・・・・・・・・・・・・・・・・・ 96
垂直的荷重 ・・・・・・・・・・・・・・・・・・・・・・・・ 52
水平的荷重 ・・・・・・・・・・・・・・・・・・・・・・・・ 52
スクリーニング ・・・・・・・・・・・・・・ 27、77、78
スクリューアクセスホール ・・・・・・・・・・ 66
スクリュー固定 ・・・・・・・・・・・ 55、57、59、60

索引

スクリュー固定補綴物 ······················ 98
スクリューの弛み ························ 60
ステイン ································ 62
ストレートハンドピース ·················· 84
スナップオン方式 ························ 66
スプーンエキスカベーター ················ 40
スペースメイキング ······················ 91
スリップ ································ 53

せ

清潔域 ·································· 44
清掃性不良 ······························ 46
成長因子 ···························· 81、83
生物学的幅径 ···························· 97
精密印象 ···························· 70、73
切開線 ·································· 89
舌下動脈 ································ 34
切削片 ··························· 80、81、82
切歯管 ······························ 28、30
切歯乳頭 ································ 30
舌神経 ·································· 34
接着性レジン ···························· 49
絶対禁忌 ································ 16
セメントエナメルジャンクション（CEJ）······ 96
セメント固定 ······················· 57、59
セメントスペース ························ 59
セラミッククラウン ······················ 57
セラミック製フレーム ···················· 73
鮮鋭度 ·································· 77
全血 ···································· 89
前口蓋神経 ······························ 31
前鼻棘 ··························· 29、80、85

そ

造影ステント ···························· 21
早期荷重 ································ 51
創傷保護膜 ······························ 81
即時荷重 ···························· 52、70
ソケットリフト ··················· 50、94、95

た

大口蓋孔 ····························· 28、31
大口蓋動・静脈 ·························· 31
対向関係 ································ 72
対合歯、対合顎堤との対向関係 ········· 19、21
対合歯の挺出 ···················· 19、22、23、49
対合歯列模型 ···························· 73
打診音 ·································· 53
ダッペングラス ······················ 40、42
縦切開 ·································· 89
玉付き曲抜糸鋏 ·························· 38
ダミー ·································· 72
タングステンチップ入り無鉤アドソン ······ 36
探針 ···································· 73
単独縫合 ································ 90

ち

知覚麻痺 ································ 32
チタンメッシュ ·························· 92
チッピング ··························· 24、26
中間欠損 ································ 14
直抜糸鋏 ································ 38
治療期間の長さ ·························· 46
治療計画 ································ 46
治療計画の立案 ·························· 47
沈下量 ·································· 55

Index

つ

通院歴 ……………………………………… 16
通常荷重 …………………………………… 51、70

て

定期検診 …………………………………… 77
定期的なリコール ………………………… 75
適合試験材 ………………………………… 73
適合精度 …………………………………… 55、60
撤去ミス …………………………………… 65
テンション ………………………………… 90
テンションフリー ………………………… 90
デンタルＸ線写真 ………………………… 77、78
天然歯 ……………………………………… 66、67
添付文書 …………………………………… 16
テンポラリークラウン
 ………………… 47、49、69、70、71、99、100
テンポラリーコーピング ………………… 67

と

陶材焼付冠 ………………………………… 60、61、62
投薬 ………………………………………… 18
動揺度測定装置 …………………………… 53
ドナーサイト ……………………………… 87
トランスファーコーピング ……………… 64
トレフィンバー …………………………… 85

な

内出血 ……………………………………… 84
ナイトガード ……………………………… 24、47、61
軟性裏装材 ………………………………… 50
軟組織管理 ………………………………… 69

ね

ネクローシス ……………………………… 90
粘膜貫通部 ………………………………… 69、99、100

は

排膿 ………………………………………… 75、77
バイト ……………………………………… 73
バイトレジストレーションエイド ……… 67
ハイドロキシアパタイト（HA） ………… 88
ハイブリッド冠 …………………………… 61、62
ハイブリッドクラウン …………………… 57
ハイブリッドレジン ……………………… 47
破骨鉗子 …………………………… 40、42、83、85、93
発音障害 …………………………………… 46、47、49
抜糸鋏 ……………………………………… 35、38
パノラマＸ線写真 ………… 13、27、28、31、77、78
針、糸 ……………………………………… 35、38
針付き糸 …………………………………… 38
針なしの糸 ………………………………… 38
瘢痕 ………………………………………… 89

ひ

ヒーリングキャップ ……………………… 67
被圧変位量 ………………………………… 74
非吸収性材料 ……………………………… 88
鼻腔底 ……………………………………… 13
鼻口蓋管神経血管束 ……………………… 30
皮質骨 ……………………………………… 83
皮質骨穿孔 ………………………………… 91
微小動揺（マイクロムーブメント） ……… 59、60
微小漏洩（マイクロリーケージ） ………… 59、60
ビスホスフォネート剤 …………………… 18
非注水低速回転での骨回収プロトコール …… 81

被曝線量 ･･････････････････････ 28、77、78
表面鏡 ･････････････････････････････ 35
ピンセット ･･･････････････････････ 35、36

ふ

ファーゾーン ･･････････････････････ 23、89
フィッシャーバー ･･････････････････････ 86
フィルター ･･････････････････････････ 81
フェイシャルサポート ･･･････････････････ 58
付加型シリコーン印象材 ･･････････････････ 65
不可逆性 ･･････････････････････････ 19
副歯型（インプラトアナログ）･････････････ 63
複数歯欠損 ･････････････････････････ 54
服用中の薬 ･････････････････････････ 16
プラークコントロール ･･････ 24、25、57、76
プラーク ････････････････････････ 75、91
プラーク蓄積 ･････････････････････････ 25
プラーク付着 ･･････････････････････ 61、62
ブラキサー ･････････････････････ 47、94
ブラキシズム ･･････････････････ 24、25、26、61
ブラケット ･･････････････････････････ 70
ブラッシング指導 ･･････････････････ 25、75
プラットホーム ･･･････････････････････ 96
プラットホームシフトタイプのインプラント ･･ 97
ブリッジタイプ ･･･････････････････････ 54
フルメタルクラウン ･･･････････････････ 61
ブレードインプラント ････････････････････ 55
フレーム試適 ･･･････････････････････ 66
ブロック骨 ･･････････････････････････ 91
プロービング ･･･････････････････････ 77
プロービング圧 ･･･････････････････････ 77

へ

平行測定器 ･･･････････････････････ 40、41

平頭充填器 ･････････････････････････ 40
併発症 ････････････････････････････ 84
ヘガール型持針器 ･･･････････････････････ 37
ペリオトーム ･･････････････････････････ 37

ほ

ポーセレン ･････････････････････････ 47
ボーンスクレイパー ･････････････････････ 82
ボーンミル ･･････････････････････ 81、93
縫合 ･･････････････････････････････ 90
縫合糸 ････････････････････････････ 90
縫合創 ････････････････････････････ 90
ボクセル ･･････････････････････････ 78
ポケット探針 ･････････････････････ 40、41
母床骨（既存骨）･･････････････････ 52、91
補綴作業 ･･････････････････････････ 51
補綴時期 ･･････････････････････････ 51
補綴操作 ･･････････････････････････ 99
補綴物の素材 ････････････････････････ 61
ポリエーテル印象材 ････････････････････ 65

ま

マージン封鎖 ････････････････････････ 59
マイナーオーギュメンテーション ･･･ 39、42、80、83
マウスピース ･･･････････････････････ 26
マチウー型持針器 ･････････････････････ 37
末梢血 ････････････････････････････ 93
マットレス縫合 ･･･････････････････････ 90
摩耗 ･････････････････････････････ 24
丸針 ･･････････････････････････ 38、90
満足が得られにくい症例 ･････････････････ 11
満足が得られやすい症例 ･････････････････ 10

Index

み
ミラー ·· 35

む
無菌操作 ·· 43、44
無鉤アドソン ·· 36

め
メインテナンス ······································ 75
メタル ·· 47
メタルクラウン ······························ 57、62
メタルフレーム ···································· 73
滅菌 ··· 43
滅菌環境 ·· 43
滅菌グローブ ·· 43
滅菌操作 ·· 43
滅菌の鎖 ·· 43
メンブレン ·························· 38、90、91、92

も
目視 ··· 73
模型分割 ·· 66
モノフィラメントの縫合糸 ················ 90
問診 ··· 16
問診票 ·· 17

や
やりやすい症例 ···································· 10

ゆ
ユーティリティワックス ···················· 65
有鉤アドソン ·· 36

有
有鉤ピンセット ···································· 36
有床可撤性補綴物 ······················ 56、57
遊離端欠損 ·· 14

よ
要介護者 ·· 58
予見可能性 ·· 28

ら
ラテラルアプローチ ···························· 94

り
リカバリー ·· 101
リコール ·· 75、76
リコールプログラム ···························· 47
梨状孔 ·· 28、29
リップサポート ···································· 58
リライニング ·· 57
リリーフ ·· 50
隣在歯の傾斜 ···························· 19、23、49

れ
レーザー処置 ·· 76
レギュラー径インプラント ················ 22
レジン床義歯 ·· 50
連結冠 ·· 55

ろ
ローディングプロトコール ················ 47

わ
ワイド径インプラント ························ 22

索引

英字

A
Advanced ……………………… 14、29

C
Complex ……………………… 14、29
CT ……………………… 27、28、78

G
GBR ……………………………… 76
GTR法 …………………………… 38

I
Interdisciplinary ……………………… 46

L
Leckhorm&Zarbの分類 ……………… 81

S
SAL10^{-6} ……………………… 43
Straightforward ………………………… 14

X
X線CT …………………………… 21
X線写真 …………………………… 53
X線診査 …………………………… 27

その他
β-TCP …………………………… 88

クインテッセンス出版の書籍・雑誌は、歯学書専用
通販サイト『歯学書.COM』にてご購入いただけます。

PCからのアクセスは…
歯学書　検索

携帯電話からのアクセスは…
QRコードからモバイルサイトへ

インプラントファーストステップのためのQ&A 135
〜インプラント治療成功へのフォロー〜

2011年9月10日　第1版第1刷発行

著　　者	塩田　真／藤森達也	
発　行　人	佐々木　一高	
発　行　所	クインテッセンス出版株式会社	

東京都文京区本郷3丁目2番6号　〒113-0033
クイントハウスビル　電話(03)5842-2270(代表)
　　　　　　　　　　　　(03)5842-2272(営業部)
　　　　　　　　　　　　(03)5842-2279(書籍編集部)
web page address　http://www.quint-j.co.jp/

印刷・製本　サン美術印刷株式会社

©2011　クインテッセンス出版株式会社　　　禁無断転載・複写
Printed in Japan　　　　　　　　　　落丁本・乱丁本はお取り替えします
　　　　　　　　　　　　　　　　ISBN978-4-7812-0219-8　C3047

定価は表紙に表示してあります